www.pgdirect.com

Your bookmark for film, fashion, modeling, music & more...

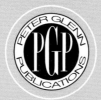

www.pgdirect.com

President/Publisher:
Gregory James

Vice President of Sales & Marketing:
Tricia Mazzilli-Blount

Directors:
Lawrence Brill
Umberto Guido III

Editor:
Jean Walkinshaw

Associate Editors:
Julie Brill
Todd Huestess
Diane Walkinshaw

Art Director:
Carol Petro
All Caps

Cover Design:
Vincent Romeo
Romeo Empire Design

Database Development:
Debbra Lupien
John Mathewson

Director of Technology Development:
Tim Mishico

PGDIRECT Affiliate Program:
Larry Fitzgerald
Mark Gancsos
Jay Novella

Webmasters:
Jeff Friedman
Brian Mishico
Peter Rice

Accountant:
Robert W. Vogler
RWV Management Corporation

Bookkeeper:
Peggy Festini
Margery Festini-Kozdeda
MFK Management

Licensing Company:
Christine Annechino
ACA / The Licensing Group

Public Relations:
Lou Iacovelli
Colleen Kirk
Rachael Vizcarra

Corporate Legal Counsel:
Sharon Giese

Copyright Legal Counsel:
Ross Firtell

Book Sales Distribution:
Aaron Silverman
SCB Distributors
310.532.9400

Outside Back Cover Credits:
Photographer: Mark Hanson
www.markhansonphoto.com
Model: Melissa Luke
Art Director: Daniela Procupez

Printing by:
Offset Impressions Inc
www.offsetimpress.com
800.528.0585
Printed in the USA

Special Thanks

We would like to thank the following people for
their continued support and help in
putting this edition together.

Marie Anderson, Sandi Bass, Doreen Crow,
Mark Hanson, Rhonda Hudson, Eve Matheson,
Ro Pettiner, Daniela Procupez

Peter Glenn Publications
www.pgdirect.com

Please Note Our Two Locations:

6040 NW 43rd Terrace
Boca Raton, Florida 33496 USA
T: 1 888 332 6700
T: 1 561 999 8930
F: 1 561 999 8931

49 Riverside Avenue
Westport, Connecticut 06880 USA
T: 1 888 332 6700

You can now personally update your listing
information at any time via our web site.
www.pgdirect.com

ISBN: 0-87314-145-8
$29.95

A window of opportunity,

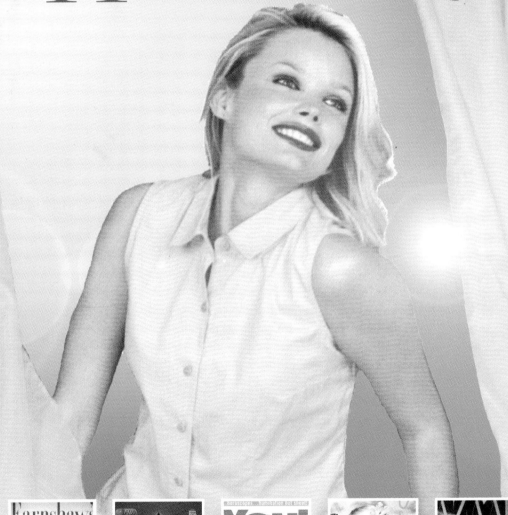

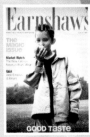

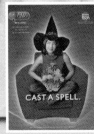

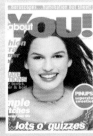

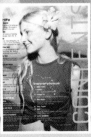

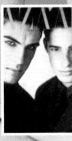

a lifetime
of success.

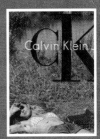

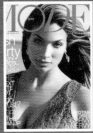

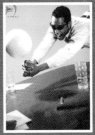

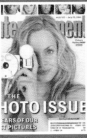

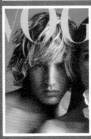

Millie Lewis
American Modeling & Talent
Convention

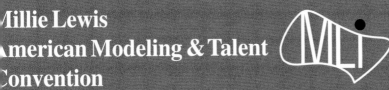

From our family to yours
Since 1982

770-487-6656
843-388-0000
www.mlamtc.com

Please see our listings in this section.

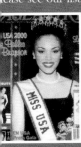
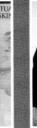
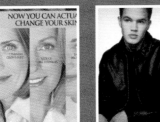
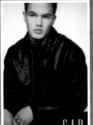
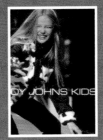
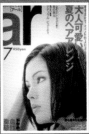

PETER GLENN PUBLICATIONS
WWW.PGDIRECT.COM
BOCA RATON, FLORIDA
WESTPORT, CONNECTICUT

• • • •

T   1 561 999 8930
TF 1 888 332 6700
F   1 561 999 8931
E   INFO@PGDIRECT.COM

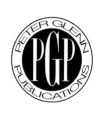

Rebirth and Birth

One horrific day redefined America and the world as we knew it. September 11th saw unspeakable terrorism take the lives of thousands of innocents and forever alter the course of civilization. The enormity of the tragedy overshadowed anything we had ever experienced on domestic soil. The trepidation and feelings of helplessness were palpable, the distress and despair were universal.

Then, something remarkable happened. As like the Phoenix rising from the ashes, mankind joined its collective hands and embraced unforeseen challenges. Heroes, both living and gone, were celebrated and suddenly, through tears and fears, we were all a stronger, more resolute, more determined peoples. Life went on. After the gleaming pillars in downtown Manhattan collapsed, new pillars arose...humanity and rejuvenation.

With that spirit has come rebirth and renewed vigor, as demonstrated in the microcosm that our industry represents. Having survived the 9/11 devastation, surviving strikes and lost business seems somewhat inconsequential. Yet survival and continuance are what we must embrace, in all sectors of our lives. Perseverance in all facets of our existence, personally and professionally, are essential. And giving to those in need is imperative to further embolden the spirit and further celebrate mankind.

Loss of life through such heinous acts is, or was, inconceivable. Yet, as the Phoenix did rise again, so shall we. Rebirth.

And, yes, birth. Some 50 days after our world changed, our small world changed once more, this time with an addition to the Peter Glenn Publications family with the birth of Tricia's and Greg's daughter, Emma Sara. It seems that life doesn't just go on...it is truly created.

It is our most sincere hope that the memories of September 11th will strengthen and enlighten us further to the notion of how precious life is and how fleeting it can be.

Therefore, we live on.

Chip Brill
Director
Peter Glenn Publications

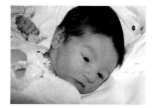

Emma Sara Blount

**The 21st edition of the Model & Talent Directory
is dedicated to the memory and accomplishments
of those who led the way before us.**

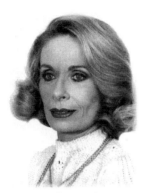

Millie Lewis

Millie Lewis was a world-respected leader in fashion and modeling. As a former cover girl, she appeared in such magazines as Vogue, Harper's Bazaar and Life. She was the famous Dubarry Cosmetic "Who is She?" Girl. She was featured in Women's Wear Daily as the Best Dressed Director in the Modeling Association of America and served on their Board of Directors.

Mrs. Lewis opened four award-winning schools in Columbia, Greenville, Charleston, South Carolina and Savannah, Georgia. Although the Millie Lewis Schools are now independently owned, they continue to carry the Millie Lewis name in her honor.

In 1991, Millie Lewis was inducted into the International Models Hall of Fame. On June 9, 2001, Millie Lewis succumbed to a long battle with Parkinson's Disease.

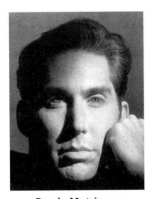

Randy Motsinger

Randy Motsinger has been a beloved part of the Charlotte community for many years. On April 6, 2001, Randy passed away from complications of viral meningitis. As the Owner of Carolina Talent in Charlotte, Randy devoted his life to the modeling and talent industry. For Randy, it wasn't enough to admire beauty in others; he had the rare gift to discover and develop this beauty.

He took Carolina Talent to international prominence. Randy was passionate about quality and integrity. He expected the best from his models, and his models were fortunate indeed. Randy would wave his "magic wand" and make an average model good, a good model great and an great model extraordinary. Randy had an incredible placement rate, launching countless careers for local girls and guys to become international models and actors.

Today, Carolina Talent continues today in Randy's memory.

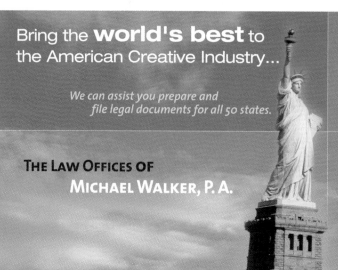
ASSOCIATIONS/COMPETITIONS FOR THE MODELING INDUSTRY

AMERICAN MODELING & TALENT COMPETITION
510 Haddington Lane
Peachtree City, GA 30269 USA
Contact: Carey Lewis & Bill Arban
T   1 770 487 6656
F   1 770 487 6763
W   www.mlamtc.com
E   warban@mindspring.com
*See Ad This Section.

CONNECTIONS MODEL & TALENT CONVENTION
12638-16 Jefferson Avenue
Newport News, VA 23602 USA
Contact: Pat Wright
T   1 757 877 4150
F   1 757 886 9128
W   www.connectionsmt.com
*See Ad This Section.

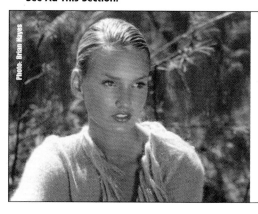

Photo: Brian Hayes

MIAMI BEACH MODELS SHOWCASE

Join us Labor Day weekend when new models and actors—
Men, Women, Children—meet modeling agents,
casting directors and talent managers from around the world.

August 29–September 2, 2002
Fountainebleau Hilton & Resort

where fashion...

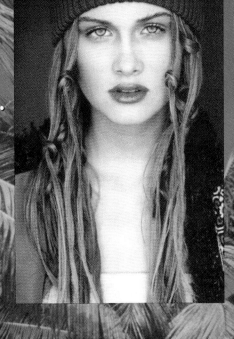

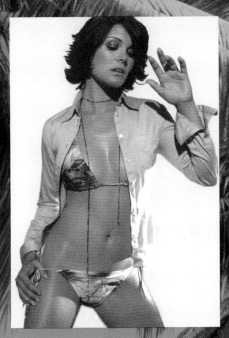

meets the beach.

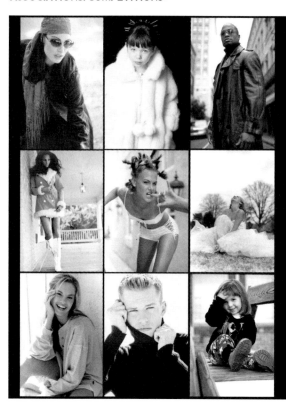
FACES WEST INTERNATIONAL
MODEL & TALENT CONVENTION
  1008 Homer Street, Suite 314
  Vancouver, BC V6R 2P6 Canada
  Contact: Charles Stuart
  T   1 604 222 3177
  F   1 604 228 4039
  W   www.faceswest.com
  *See Ad This Section.

KIDS INTERNATIONAL ACTING
& MODELING CONVENTION
  P.O Box 5467
  Clearwater, FL 33758 USA
  Contact: Andrew York, President
  Over 100 Agents & Casting Directors
  Ages 5-19...Dates: Nov. 29th-Dec. 2nd, 2002
  TF   1 866 KIDS WOW
  TF   1 866 543 7969
  *See Ad This Section.

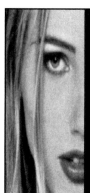

MIAMI BEACH MODELS SHOWCASE
102 Park Street
Safety Harbor, FL 34695 USA
Contact: Pamela Osler-Oleck & Suzan Speer
T   1 727 669 9119
F   1 727 669 6217
W   www.modelshowcase.com
E   MBMSHOW@aol.com
*See Ad This Section

MODEL MAKERS INTERNATIONAL
P.O. Box 11117
Jackson, TN 38308 USA
Contact: Darla Caldwell, President
T   1 731 664 9647
F   1 731 660 5907
W   www.modelmakersinternational.com
E   modelmakersintl@aol.com
*See Ad This Section.

THE PERFORMING ARTS FOUNDATION INC
P.O. Box 750
Seattle, WA 98111-0750 USA
Contact: Deborah Phillips
T   1 206 382 1036
F   1 206 382 5116
W   www.performingartschampionship.org
E   deborah@performingartschampionship.org
*See Ad This Section.

ATTORNEYS: ENTERTAINMENT

MICHAEL WALKER, P.A.
407 Lincoln Road, Suite 4E
Miami Beach, FL 33139 USA
T   1 305 538 9800
F   1 305 538 9900
W   www.TownsendLaw.com
E   SoBeAtty@aol.com
*See Ad Under This Section.

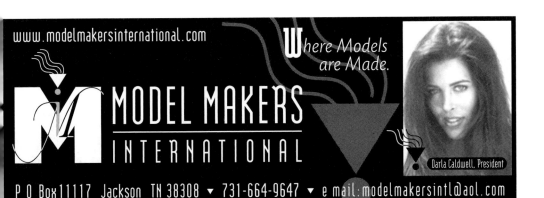

The Performing Arts Scholarship Foundation
presents

INTERNATIONAL

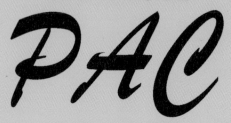

MODEL & TALENT

The Performing Arts Championship
CREATED FOR INDEPENDANT SCHOOLS AND AGENCIES
SEMI ANNUAL CONVENTIONS IN
JANUARY & JULY

MODELS • ACTORS • SINGERS • DANCERS
MALE AND FEMALE AGE 4 AND UP

Due to the national tragedy our
2002 convention has been rescheduled for:
March 21-23, 2002

RUNWAY, SWIMWEAR, TV COMMERCIAL, COMEDY MONOLOGUE, PRINT, SINGING, DANCING

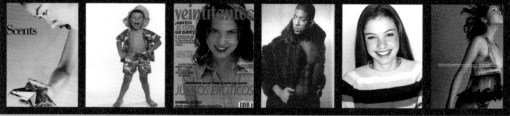

SHOWCASE YOURSELF FOR AGENTS, PERSONAL MANAGERS, DESIGNERS, PHOTOGRAPHERS, CASTING DIRECTORS & CLIENTS!
Contact The Performing Arts Scholarship Foundation at
1-866-SHINE ON or 1-866-744-6366

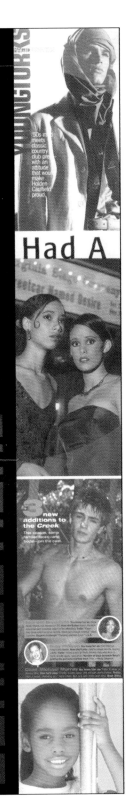

COMPOSITE CARD PRINTERS

99 RIGHT DESIGN
174 Spadina Avenue, Suite 606
Toronto, ON M5T 2C2 Canada
Contact: Brian Dort
T   1 416 504 5027
F   1 416 504 4018
W   www.99right.com
E   sales@99right.com

CK DESIGNS
415 N Beverly Drive, Suite 202
Beverly Hills, CA 90210 USA
Contact: Melissa Morrison
T   1 310 246 0118
F   1 310 246 0963
W   www.ck-design.bigstep.com
E   designs99@aol.com
*See Ad This Section.

DIGICARD
7703 Elm Avenue
Wyndmoor, PA 19038 USA
Contact: Dave Male, President
T   1 215 836 0166
F   1 215 836 1394
W   www.digi-card.com
E   dsm@netreach.net
*See Ad This Section.

IMAGE SOURCE CUSTOM PHOTO LAB
133 W 22nd Street
New York, NY 10011 USA
Contact: Sonny Joseph, President
T   1 212 741 1348
E   imagesource@netzero.net
*See Ad This Section.

IMPRESSION COLOR
820 Jill Court
East Meadow, NY 11554 USA
Contact: Harold Selinger
TF   1 888 820 9096
T   1 516 481 6247
F   1 516 481 6247
W   www.impressioncolor.com
E   imcolor@aol.com
*See Ad This Section.

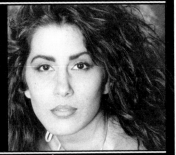
LAZER IT
728 Ocean Drive, Suite 8
Miami Beach, FL 33139 USA
Contact: Michael Dean
T   1 305 538 8249
F   1 305 673 5690
W   www.lazerit.com
E   comps@lazerit.com
*See Ad This Section.

MICRO PRINTING
6033 NW 31st Avenue
Ft Lauderdale, FL 33309 USA
Contact: Alex Buelvas
T   1 954 971 6442
F   1 954 974 3499
*See Ad Under Florida Section.

MODEL COMP
1487 Stewarts Ferry Pike
Hermitage, TN 37076 USA
Contact: R. Tracy Fitzgerald
T   1 615 885 0080
F   1 615 889 7944
W   www.model-comp.com
E   americangraphics@home.com
*See Ad This Section.

MODERN POSTCARD
1675 Faraday Avenue
Carlsbad, CA 92008 USA
Full Color Promotional Cards
T   1 800 959 8365
F   1 760 431 1939
W   www.modernpostcard.com
E   customerservice@modernpostcard.com
*See Ad Under California & New York Section.

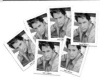
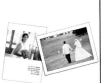

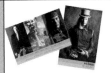
≫

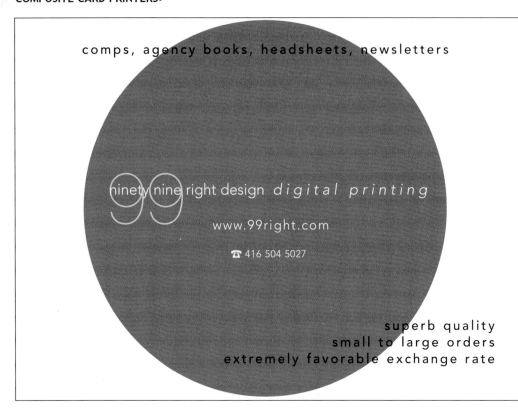

comps, agency books, headsheets, newsletters

ninety nine right design *digital printing*

99

www.99right.com

☎ 416 504 5027

superb quality
small to large orders
extremely favorable exchange rate

NATIONS IMAGING
  5023 Heritage Circle
  Garland, TX 75048 USA
  Contact: Doug Nations, President
  T   1 972 530 4675
  W   www.nationsimaging.com
  E   doug@nationsimaging.com
  *See Ad Under Texas Section.

OTL GRAPHICS & DESIGN INC
  2 Lakeside Avenue, 1st Floor Studio
  Berwyn, PA 19312 USA
  Contact: Jeffrey Mark
  T   1 610 408 0540
  F   1 610 408 0541
  W   www.otlgraphics.com
  E   production@otlgraphics.com
  *See Ad Under New York Section.

PICTURE PERFECT INTERNATIONAL
  3503 NE 2nd Avenue
  Miami, FL 33137 USA
  Contact: Patrice Hallot
  T   1 305 573 1107
  F   1 305 573 1109
  W   www.pictureperfectintl.com
  E   phallot@pictureperfectintl.com
  *See Ad Under Florida Section.

PICTURE PERFECT INTERNATIONAL
  23 Rue D'antin
  Paris, 75002 France
  T   33 1 43 12 82 50
  F   33 1 43 12 82 51
  W   www.pictureperfectintl.com
  E   phallot@pictureperfectintl.com
  *See Ad Under Florida Section.

COMPUTER SOFTWARE
FOR THE INDUSTRY

11x14.com
  31324 Via Colinas, Suite 117
  Westlake Village, CA 91362 USA
  Contact: Adam Pergament
  Dedicated web applications for model,
  talent & photo agencies.
  T   1 818 584 0030
  F   1 818 584 0028
  W   www.11x14.com
  E   sales@11x14.com
  *See Ad the New York Section.

COMPOSITE CARD PRINTERS - PORTFOLIOS

MODELWIRE INC
594 Broadway, Suite 1101
New York, NY 10012 USA
Contact: Bob Olejar, President
T   1 212 219 7717
F   1 212 219 9960
W   www.modelwire.com
E   info@modelwire.com
*See Ad Under New York Section.

ORGANIZATIONS FOR
THE MODELING INDUSTRY

THE MODELS GUILD
265 W 14th Street, Suite 203
New York, NY 10011 USA
Contact: Rhonda Hudson, President
The Union for Professional Models
T   1 212 675 4133
F   1 212 675 3066
W   www.themodelsguild.org
*See Ad on Inside Back Cover.

PORTFOLIOS

PETER GLENN PUBLICATIONS
6040 NW 43rd Terrace
Boca Raton, FL 33496 USA
Contact: Gregory James, President
Through our alliance with ADB Portfolios,
PGP currently provides over 250 agencies
use our fine portfolios lines.
Agencies call for FREE samples package.
TF   1 888 332 6700
T   1 561 999 8930
F   1 561 999 8931
W   www.pgdirect.com
E   greg@pgdirect.com
*See Ad On The Outside Back Cover.

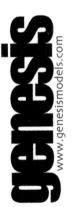
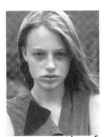
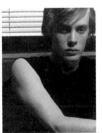
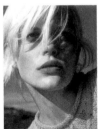
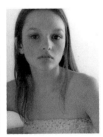

POSTCARDS

MODERN POSTCARD
1675 Faraday Avenue
Carlsbad, CA 92008 USA
Full Color Promotional Cards
T   1 800 959 8365
F   1 760 431 1939
W   www.modernpostcard.com
E   customerservice@modernpostcard.com
*See Ad Under California & New York Section.

SCOUTING COMPANIES

GENESIS
6810 Waterman Avenue
University City, MO 63130 USA
Contact: Mary & Jeff Clarke
T   1 314 721 0110
F   1 314 721 0465
W   www.genesismodels.com
E   info@genesismodels.com
*See Ad This Section.

ITM • INTERNATIONAL TALENT MANAGEMENT
5500 Executive Center Drive, Suite 223
Charlotte, NC 28212 USA
Contact: RD Ecksmith / Doug Hill
T   1 704 688 2102
F   1 704 688 2121
*See Ad Under New York Section.

MANHATTAN MODEL SEARCH
505 Eighth Avenue, Floor 12A, Studio 1
New York, NY 10018 USA
Contact: Artie Regan, CEO
or Craig Strauss, President
Quite Simply...the Best Value in the
Regional Model Search Industry!
T   1 212 964 8274
F   1 212 239 4221
W   www.manhattanmodelsearch.com
E   info@manhattanmodelsearch.com
*See Ad Under New York Section.

MILLIE LEWIS INTERNATIONAL MODEL & TALENT SEARCH
860 Low Country Boulevard, Suite B
Mt. Pleasant, SC 29464 USA
Contact: Bob Lewis
T   1 843 388 0000
F   1 843 388 0500
W   www.millielewis.com
*See Ad This Section.

MODEL SEARCH AMERICA
588 Broadway, Suite 711
New York, NY 10012 USA
Contact: F. David Mogull, President
T   1 212 343 0100
F   1 212 966 3322
W   www.supermodel.com
E   msa@supermodel.com

PRO SCOUT
6991 E Camelback Road, Suite D204
Phoenix, AZ 85251 USA
Contact: Brian Marcus, President
or Greg Hartman, Vice President
T   1 480 425 3663
F   1 480 425 3699
W   www.proscout.com
E   info@proscout.com
*See Ad Under New York Section.

WEB DESIGN SERVICES FOR THE MODELING INDUSTRY

11x14.com
31324 Via Colinas, Suite 117
Westlake Village, CA 91362 USA
Contact: Adam Pergament
Dedicated web applications for model,
talent & photo agencies.
T   1 818 584 0030
F   1 818 584 0028
W   www.11x14.com
E   sales@11x14.com
*See Ad Under New York Section.

IBOOKPORTFOLIO.COM
P.O. Box 1057
Exton, PA 19341 USA
Contact: Trina Clark or Sebastian Verstraet
T   1 610 524 1188
F   1 610 363 1360
W   www.ibookportfolio.com
E   info@ibookportfolio.com
*See Ad Under Pennsylvania Section.

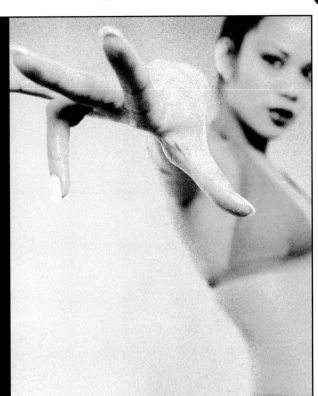

MODEL & TALENT AGENCIES

ALABAMA

BIRMINGHAM

Cathi Larsen Model & Talent Agency
1675 Mont Claire Road, Suite 136
Birmingham, AL 35210 USA
T   1 205 951 2445

E'LAN AGENCY
1446 Montgomery Highway
Birmingham, AL 35216 USA
Contact: Sheri Stevenson, President
or Andrew Evans, Vice President
T   1 205 823 9180
F   1 205 823 9177
W   www.elanbirmingham.com
E   elanagency@yahoo.com

THE MODEL FIRM / STUDIO 6 RECORDING
6 55th Place South
Birmingham, AL 35212 USA
Contact: Diane Pigott
T   1 205 592 6545
E   cynthiapigott@themodelfirm.net

REAL PEOPLE MODELS & TALENT
714 32nd Street S
Birmingham, AL 35233 USA
Contact: Jay Brackin or Michael Fulmer
T   1 205 323 5437
F   1 205 323 3299
W   www.realpeople.com
E   agent@realpeople.com

Our Agency of Mobile
115 High Pines Ridge
Fairhope, AL 36365 USA
T   1 334 990 5009
F   1 334 990 5009

PAMA AGENCY
708 Andrew Jackson Way
Huntsville, AL 35801 USA
Contact: Marie Hewett, Director
T   1 256 536 5200
F   1 256 536 5201
W   www.pamamodels.com

>>

ALABAMA MODEL & TALENT AGENCIES>

BAREFOOT MODELS & TALENT
 750 Downtowner Loop W, Suite G
 Mobile, AL 36609 USA
 Contact: Suzanne Massingill
 T   1 251 344 5554
 F   1 251 344 3383
 E   barefootmodels@aol.com

Cynthia's Studio Model & Talent Agency
 2030 4th Street E
 Montgomery, AL 36106 USA
 T   1 334 272 5555
 F   1 334 262 7616

Macy's Modeling School
 15 Choccolocca Street
 Oxford, AL 36203 USA
 T   1 256 835 5380

Talentscouts Model & Talent Management Company
 5928 Shane Circle
 Pinson, AL 35126 USA
 T   1 205 681 5889
 F   1 205 681 2891

Alabama Talent Management
 P.O. Box 020198
 Tuscaloosa, AL 35402-0198 USA
 T   1 205 364 8700
 F   1 205 364 8813

MODEL & TALENT AGENCIES
ALASKA

CUP'IK WARRIOR PRODUCTIONS
 P.O. Box 110662
 Anchorage, AK 99511-0662 USA
 T   1 907 258 2454
 F   1 907 348 6681

Laura Modeling Agency
 12361 Audubon Circle
 Anchorage, AK 99516 USA
 T   1 907 646 0808
 F   1 907 868 3331

Scappatori Management
 2929 Linda Avenue
 Juneau, AK 99801-9668 USA
 T   1 800 451 5813
 F   1 800 236 7071

MODEL & TALENT AGENCIES
ARIZONA

PHOENIX

Dani's Agency
 1 E Camelback Road, Suite 550
 Phoenix, AZ 85012 USA
 T   1 602 263 1918
 F   1 602 277 7304

HPG AZ-TALENT
 4747 N 7th Street, Suite 400
 Phoenix, AZ 85014 USA
 Contact: Joseph A. Herbert, Owner
 T   1 602 263 8807
 F   1 602 277 8790
 W   www.az-talent.com
 E   jahpc@msn.com

Jacquie Hughes Talent & Model Management/Casting
 6209 N 21st Drive
 Phoenix, AZ 85015-1902 USA
 T   1 602 242 0306
 F   1 602 265 1205

LEIGHTON AGENCY INC
 2231 E Camelback Road, Suite 319
 Phoenix, AZ 85016 USA
 Contact: Ruth Leighton, President
 SAG/AFTRA Franchised
 T   1 602 224 9255
 F   1 602 468 6888
 W   www.leightonagency.com

MODEL PLUS INTERNATIONAL
 500 E Thomas Road, Suite 304
 Phoenix, AZ 85019 USA
 Contact: Pamela Young
 T   1 602 234 2628
 T   1 888 789 3693 Clients
 F   1 602 234 2788
 W   www.modelplusintl.com

SIGNATURE MODELS & TALENT
 2600 North 44th Street, Suite 209
 Phoenix, AZ 85008 USA
 Contact: Terri Hoffmann, President
 SAG / AFTRA
 T   1 480 966 1102
 F   1 602 381 0956
 W   www.signaturemodelsandtalent.com
 E   signature_az@hotmail.com

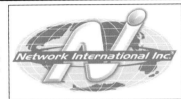
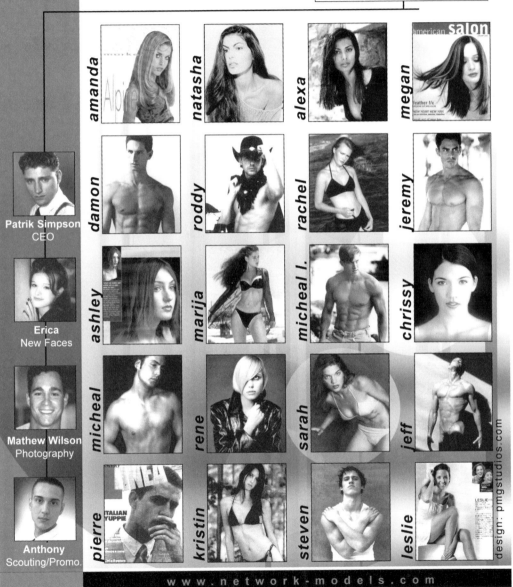

ARIZONA MODEL & TALENT AGENCIES>

The Young Agency
  500 East Thomas Road
  Phoenix, AZ 85012 USA
  T   1 602 212 2668
  F   1 602 234 2788

SCOTTSDALE

ARIZONA MODELS & PROMOTIONS
  4435 N Saddlebag Trail, Suite 3
  Scottsdale, AZ 85251 USA
  Contact: Jennifer French, Owner
  T   1 480 994 0880
  F   1 480 994 4748
  W   www.azmodels.com
  E   azmodels@att.net

BMG MODEL MANAGEMENT • ARIZONA
  7904 East Chaparral #110 / PMB #151
  Scottsdale, AZ 85251 USA
  Contact: Mishell Vale, Agency Director
  T   1 480 945 0066
  F   1 480 949 0318
  W   www.bmgmodels.com
  E   bmgmodelsaz@yahoo.com

ELIZABETH SAVAGE TALENT
  4949 E Lincoln Drive
  Scottsdale, AZ 85253 USA
  Contact: Elizabeth Savage
  T   1 602 840 3530
  F   1 602 840 7024
  W   www.elizabethsavage.com
  E   info@esavagetalent.com

FORD ROBERT BLACK AGENCY
  4300 North Miller Road, Suite 202
  Scottsdale, AZ 85251 USA
  Contact: Robert Black, President
  T   1 480 966 2537
  F   1 480 967 5424
  W   www.fordmodels.com
  E   FORDRBA@aol.com

John Casablancas
  7426 E Stetson Drive, Suite 220
  Scottsdale, AZ 85251 USA
  T   1 480 941 4838
  F   1 480 941 4856

John Robert Powers
  5225 N Scottsdale Road
  Scottsdale, AZ 85250 USA
  T   1 480 424 7287
  F   1 480 947 5046

NETWORK INTERNATIONAL INC
  7025 East McDowell Road, Suite 1A
  Scottsdale, AZ 85257 USA
  Contact: Patrik Simpson
  T   1 480 941 6922
  F   1 480 941 6933
  W   www.network-models.com
  E   NETWORKAZ@aol.com
  *See Ad This Section.

TUCSON

ACTION TALENT & MODELING
  2530 East Broadway Boulevard, Suite H
  Tucson, AZ 85716 USA
  T   1 520 881 6535

BARBIZON OF TUCSON
  4811 East Grant Road, Suite 255
  Tucson, AZ 85712 USA
  Contact: Melissa Isaak, Owner
  or Wendy Franklin, Agency Director
  T   1 520 323 5010
  F   1 520 323 7797
  W   www.barbizonmodeling.com
  E   Barbmodels@aol.com

ELIZABETH SAVAGE TALENT
  616 N Country Club Drive
  Tucson, AZ 85716 USA
  Contact: Elizabeth Savage
  T   1 520 795 8585
  F   1 520 795 5064
  W   www.elizabethsavage.com
  E   info@esavagetalent.com

FLAIR / NETWORK INTERNATIONAL INC
  2900 E Broadway Boulevard, Suite 128
  Tucson, AZ 85704 USA
  Contact: Marie Sarkiss
  T   1 520 742 1090
  F   1 520 742 3809
  W   www.flairmodeling.com
  E   flair@theriver.com
  *See Ad This Section.

Fosi's Modeling & Talent Agency
  2777 N Campbell, Suite 209
  Tucson, AZ 85719 USA
  T   1 520 795 3534
  F   1 520 795 6037

TUCSON MODEL GROUP
8141 E Bellevue
Tucson, AZ 85715 USA
Contact: Janet Ryan
T   1 520 751 8312
F   1 520 721 4192
W   www.tucsonmodelgroup.com
E   tucsonmodelgroup@cs.com

MODEL & TALENT AGENCIES
ARKANSAS

MTM AGENCY / JOHN CASABLANCAS
416 West Meadow
Fayetteville, AR 72701 USA
Contact: Robin Smith / Jolie Schulte
T   1 479 444 7972
F   1 479 587 8555
W   www.jc-centers.com
E   JCFAYAR@aol.com

Wings International Agency
478 CR 324
Jonesboro, AR 72401 USA
T   1 870 933 7400
F   1 870 933 7400

LITTLE ROCK

THE AGENCY INC
802 West 8th Street
Little Rock, AR 72201 USA
Contact: Sarah Tackett, Owner
T   1 501 374 6447
F   1 501 374 8903
W   www.theagency-inc.com
E   sarahtac@swbell.com

EXCEL MODELS AND TALENT
8201 Cantrell Road, Suite 215
Little Rock, AR 72227 USA
Contact: Melissa Moody
T   1 501 227 4232
F   1 501 228 5084
W   www.excelmodelsandtalent.com
E   excellr@cs.com

FERGUSON MODELING & TALENT AGENCY
1100 West 34th Street
Little Rock, AR 72206 USA
Contact: Erma Ferguson
T   1 501 375 3519
F   1 501 375 1132
E   fergusonmodels@cs.com

MAJOR MARKET MODELS / THE MODEL CENTER
715 Sherman, Suite 13
Little Rock, AR 72202 USA
Contact: Scie Ward
T   1 501 372 6711
F   1 501 372 6711
E   scieward@msn.com

MTM AGENCY / JOHN CASABLANCAS
9608 Collie Drive
Little Rock, AR 72209 USA
Contact: Robin Smith / Jolie Schulte
T   1 479 444 7972
F   1 479 587 8555
W   www.jc-centers.com
E   JCFAYAR@aol.com

Terry Long Models
P.O. Box 7353
Little Rock, AR 72217 USA
T   1 501 221 2202
F   1 501 224 4549

MODEL & TALENT AGENCIES
CALIFORNIA

EXTRAORDINAIRE MODELS & TALENT
200 New Stine Road, Suite 200
Bakersfield, CA 93309 USA
Contact: Voloney White
T   1 661 397 4440
F   1 661 397 1157
W   www.exmodeltalent.com
E   vawhite@exmodeltalent.com

MCCRIGHT TALENT AGENCY
1011 Stine Road
Bakersfield, CA 93309 USA
Contact: Ann McCright, Agent
T   1 661 835 1305
F   1 661 835 1329

JAB Models
5038 N Parkway Calabases, Suite 501
Calabasas, CA 91302 USA
T   1 818 876 0804
F   1 818 876 0803

The Beverly Agency
371 Mobile Avenue
Camarillo, CA 93010 USA
T   1 805 445 9262
F   1 805 987 3469

>>

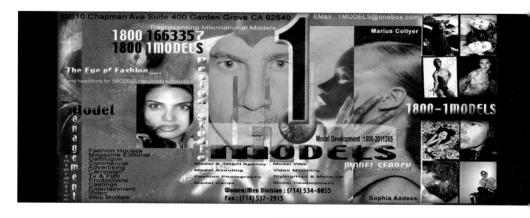

ELEGANCE TALENT AGENCY & MODEL MANAGEMENT
2763 State Street
Carlsbad, CA 92008 USA
Contact: Pam Pahnke
SAG/AFTRA Franchised
T   1 760 434 3397
F   1 760 434 1406

PULSE MANAGEMENT
300 Carlsbad Village Drive, Suite 108-A31
Carlsbad, CA 92008-2999 USA
Contact: Stacey Eastman
T   1 888 727 6569 US
T   1 760 801 2648 INTL
F   1 760 754 1269
W   www.pulsemanagement.com
E   info@pulsemangement.com

AVANT TALENT & LITERARY AGENCY
386 E 15th Street, Suite E
Costa Mesa, CA 92627 USA
Contact: Susan Antonini / Sonia Sandhu
T   1 949 722 8850
F   1 949 203 2188
W   www.avanttalent.com
E   info@avanttalent.com

THE MORGAN AGENCY
129 West Wilson Street, Suite 202
Costa Mesa, CA 92627 USA
Contact: Keith Lewis
T   1 949 574 1100
F   1 949 574 1122
E   morgan@themorganagency.com
*See Ad This Section.

MARI SMITH PRESENTS, INC MODEL & TALENT AGENCY
101 State Place, Suite D
Escondido, CA 92029 USA
Contact: Sandi Smith / Mari Smith
T   1 760 745 1627
T   1 888 506 6060 Clients Only
F   1 760 432 8746
W   www.nationwidemodels.com
E   sandi@nationwidemodels.com
*See Ad Under San Diego Area.

Barbizon of Fresno
4844 N 1st Street, Suite 104
Fresno, CA 93726 USA
T   1 559 225 4883
F   1 559 225 4867

1 MODELS
10510 Chapman Avenue, Suite 400
Garden Grove, CA 92840 USA
Contact: Marius Collyer
T   1 714 534 0055
F   1 714 537 2915
E   1models@onebox.com
*See Ad This Section.

John Robert Powers
24310 Moulton Parkway, Suite I
Laguna Hills, CA 92653 USA
T   1 949 609 1600
F   1 949 609 1601

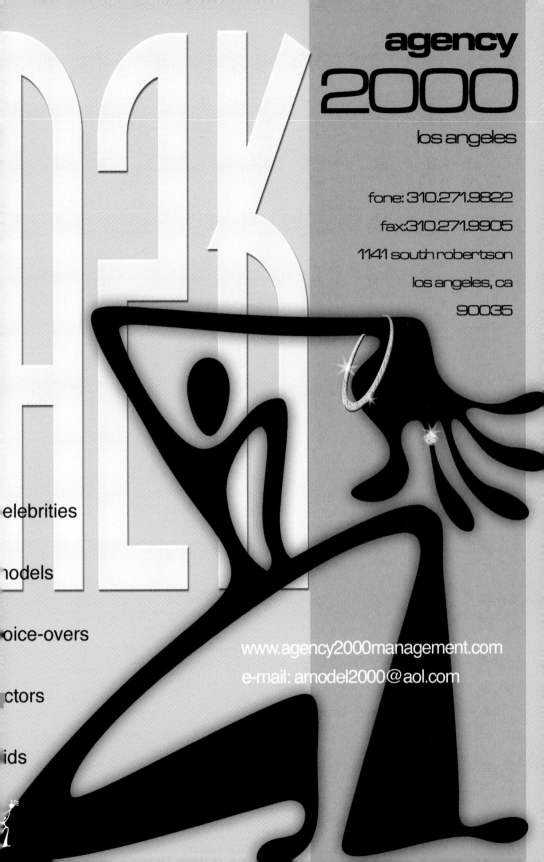

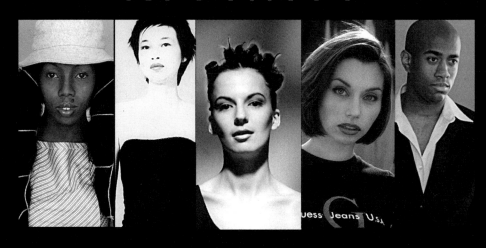

MODEL AND TALENT AGENCY

AFFINITY

SAN FRANCISCO • LOS ANGELES
323-525-0577
WWW.AFFINITYTALENT.COM

JET SET MANAGEMENT GROUP INC
2160 Avenida De La Playa
La Jolla, CA 92037 USA
Contact: Cindy Kauanui, Presdient
Tania Stewart, Booker
Lindsay Stewart, Kids
Teresa White, Righteous Artists
T   1 858 551 9393
F   1 858 551 9392
W   www.jetsetmodels.com
E   cindy@jetsetmodels.com
*See Ad This Section.

NOUVEAU MODEL MANAGEMENT
909 Prospect Street, Suite 230
La Jolla, CA 92037 USA
T   1 858 456 1400
F   1 858 456 1969
W   www.nouveaumodels.com
E   nouveaumodels@pacbell.net

CHIC MODELS
5353 Paoli Way
Long Beach, CA 90803 USA
Contact: Patty Mezin
Specializing in Fashion, Kids,
Commerical Print & Conventions
T   1 562 433 8097
F   1 562 433 2224
W   www.chicmodels.com
E   faces@chicmodels.com

John Robert Powers
1614 Shirley Road
Los Altos Hills, CA 94024 USA
T   1 408 296 5100

LOS ANGELES MODELING AGENCIES

Action Agency
8424 Santa Monica, Suite H
West Hollywood, CA 90069 USA
T   1 323 654 5104
F   1 323 654 8059

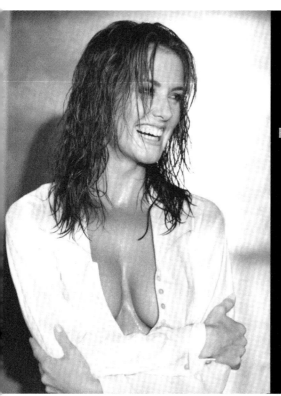

AFFINITY MODEL & TALENT AGENCY
8721 Santa Monica Boulevard, Suite 27
West Hollywood, CA 90069-4511 USA
Contact: Ross Kenneth, Executive Director
High Fashion/Print Specialists, Film and Television
Specialists. Both Local and National, TA# 3562
T   1 323 525 0577
F   1 323 843 9696
W   www.affinitytalent.com
E   info@affinitytalent.com
*See Ad This Section.

AGENCY 2000
1141 Robertson Boulevard
Los Angeles, CA 90035 USA
Contact: Kurt Clements, Director
T   1 310 271 9822
F   1 310 271 9905
W   www.agency2000management.com
E   AMODEL2000@aol.com
*See Ad This Section.

AMAZON MODELS
315 S Beverly Drive, Suite 302
Beverly Hills, CA 90212 USA
Contact: Cheryl Murphy, President
T   1 310 461 6112
F   1 310 551 1170
E   amazon@sbcglobal.net
*See Ad This Section.

AMERICAN ARTIST AGENCY INC
1500 Ventura Boulevard
Sherman Oaks, CA 91403
Contact: Ben Bahmani, President
T   1 818 783 8999
W   www.americanartistagency.com
E   ben@americanartistagency.com

BAMBINI L.A.
315 S Beverly Drive, Suite 302
Beverly Hills, CA 90212 USA
Contact: Cheryl Murphy, President
T   1 310 461 6113
F   1 310 551 1170
E   bambinila@sbcglobal.net
*See Ad This Section.

≫≫

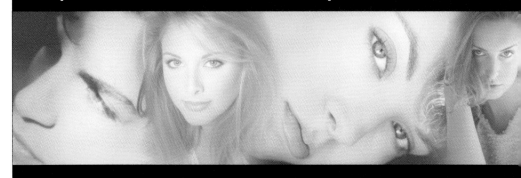
BASS INTERNATIONAL MODELSCOUT
10877 Palms Blvd, Suite 1
Los Angeles, CA 90034 USA
Contact: Sandi Bass
Representing: Agence Presse, Tokyo
T   1 310 839 1097
F   1 310 839 1097
E   sandibass@earthlink.net

BBA MODELS
A DIVISION OF BOBBY BALL AGENCY
4342 Lankershim Boulevard
Universal City, CA 91602 USA
Contact: Christine Tarallo, Department Head
Commercials: Patty Grana-Miller
Fashion: Barbara Tayrien
Commercial Print: Nora Murphy
Sports Print: Indra Armstrong
T   1 818 506 8188
F   1 818 506 8588
W   www.bbamodels.com
E   bbamodels@pop.com
*See Ad This Section.

BLEU MODEL MANAGEMENT
8564 Wilshire Boulevard
Beverly Hills, CA 90211 USA
Contact: Rosie Niku, Owner
T   1 310 854 0088
F   1 310 854 0033
W   www.bleumodelmgt.com
E   bluemodels@aol.com

C' LA VIE MODELS
7507 Sunset Boulevard, Suite 201
Los Angeles, CA 90046 USA
Contact: Steve Landry
T   1 323 969 0541
F   1 323 969 0401

Castor Model & Talent Management
468 N Camden Drive, Suite 200
Beverly Hills, CA 90210 USA
T   1 310 285 5361
F   1 310 388 1223

CHAMPAGNE / TROTT MODEL MANAGEMENT
9250 Wilshire Boulevard, Suite 303
Beverly Hills, CA 90210 USA
Contact: Francine Champagne / Valerie Trott
or Christy Beck
T   1 310 275 0067
F   1 310 275 3131
W   www.champagnetrott.com
E   models@champagnetrott.com
*See Ad This Section.

CLICK MODELS OF LOS ANGELES INC
9057 Nemo Street
West Hollywood, CA 90069 USA
Contact: Glenn Gordon
T   1 310 246 0800
F   1 310 858 1701
E   glenn@clickmodelsla.com
*See Ad Under New York Section.

CNC 2000 INC
10530 Wilshire Boulevard
Los Angeles, CA 90024 USA
Contact: Sunny Chae
T   1 310 475 0988
F   1 310 475 0918
W   www.cnc2000.net
E   info@cnc2000.net

Colleen Cler Modeling Agency
178 S Victory Boulevard, Suite 108
Burbank, CA 91502 USA
T   1 818 841 7943
F   1 818 841 4541

Colours Model & Talent Agency
8344 1/2 West 3rd Street
Los Angeles, CA 90048 USA
T   1 323 658 7072
F   1 323 658 7074

Crew Men Agency
8344 1/2 West 3rd Street
Los Angeles, CA 90048 USA
T   1 323 658 7280
F   1 323 658 7074

CUNNINGHAM, ESCOTT & DIPENE
10635 Santa Monica Blvd, Suite 135
Los Angeles, CA 90025 USA
Contact: Carol Scott, Print Division
T   1 310 475 7573
F   1 310 475 6146
W   www.cedtalent.com
E   info@cedtalent.com

>>

ELITE MODEL MANAGEMENT
  345 North Maple Drive, Suite 397
  Beverly Hills, CA 90210 USA
  T   1 310 274 9395
  F   1 310 278 7520
  W   www.elitemodel.com

Empire Model Management
  1875 Century Park East, Suite 2250
  Los Angeles, CA 90067 USA
  T   1 310 843 5234
  F   1 310 843 0123

EQUINOX MODELS
  8961 Sunset Boulevard, PH
  Los Angeles, CA 90069 USA
  Contact: Robert Abrams
  T   1 310 274 5088
  F   1 310 274 5095
  W   www.equinoxmodels.com
  E   equinoxmodels@mindspring.com

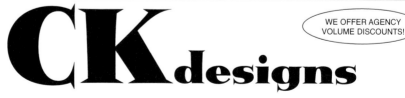

VENTPRO STRATEGIES INC / EPS PRODUCTIONS
2297 Holly Drive
Hollywood Hills, CA 90068 USA
Contact: Jessica Browder / Kit Goldby
Nationwide hand-picked, high-profile talent
T   1 866 ONLY EPS
F   1 425 944 2943
W   www.EventProStrategies.com
E   Jessica@EventProStrategies.com

ORD MODELS • LOS ANGELES
8826 Burton Way
Beverly Hills, CA 90211 USA
T   1 310 276 8100
F   1 310 276 9299
*See Ad Under This Section.

GORDON RAEL AGENCY
9242 Beverly Boulevard, 3rd Floor
Beverly Hills, CA 90210 USA
T   1 310 246 7715
F   1 310 246 4083

con Models
1717 Magnolia Boulevard, Suite 100
Burbank, CA 91505 USA
T   1 818 526 0300
F   1 818 526 1447

MM • INTERNATIONAL MODEL MANAGEMENT
235 East Colorado Boulevard, Suite 244
Pasadena, CA 91101 USA
Contact: Gus Castaneda
T   1 626 918 3836
F   1 626 568 1789
E   guscastanedaimm@earthlink.net

IN2PRINT MODEL MANAGEMENT
8489 W 3rd Street
Los Angeles, CA 90048 USA
Contact: Mike Lopez / Chris Kleinstiver
T   1 323 801 2288
F   1 323 801 2289
E   in2printmodels@aol.com

ana Luker Agency
1923 1/2 Westwood Boulevard, Suite 3
Los Angeles, CA 90025-4613 USA
T   1 310 441 2822

ohn Robert Powers
30125 Agoura Road, Suite G
Agoura Hills, CA 91301 USA
T   1 818 735 8620
F   1 818 735 5759

≫

L.A. MODELS

John Robert Powers
300 Esplanade Drive, Suite 1640
Oxnard, CA 93030 USA
T   1 805 983 1076
F   1 805 983 0738

John Robert Powers
9220 Sunset Boulevard, Suite 100
W Hollywood, CA 90069 USA
T   1 310 858 3300
F   1 310 858 3310

JVP MODEL & TALENT MANAGEMENT
171 N Labrea, Suite 203
Los Angeles, CA 90301 USA
T   1 310 330 9373
F   1 310 330 9375
W   www.jvpmanagement.com
E   jvpmngmt@pacbell.net

KOOL KIDS MODEL & TALENT MANAGEMENT INC
3727 W Magnolia Boulevard, Suite 137
Burbank, CA 91505 USA
Contact: April Barnes, President
T   1 818 754 4443
F   1 818 845 0644
E   abkool818@aol.com

L.A. MANAGEMENT
7700 Sunset Boulevard
Los Angeles, CA 90046 USA
T   1 323 436 7711
F   1 323 436 7755
W   www.lamodels.com
E   management@lamodels.com

L.A. MODELS

L.A. MODELS
7700 Sunset Boulevard
Los Angeles, CA 90046 USA
Contact: Heinz Holba
T   1 323 436 7700
F   1 323 436 7755
W   www.lamodels.com
E   management@lamodels.com
*See Ad This Section.

CHAMPAGNE (TROTT

9250 Wilshire Blvd, Suite 303
Beverly Hills, California 90212
310.275.0067 (Model)
310.205.3111   (Talent)
www.champagnetrott.com

M MODEL MANAGEMENT
8101 Melrose Avenue, Suite 203
West Hollywood, CA 90046 USA
Contact: Maria Minelli, President
or Carole Naff, Vice President
T   1 323 658 8382
F   1 323 658 8389
E   maria@mmodelmanagement.com

Meridian Models & Talent Agency
215 S LaCienega Boulevard, PH
Beverly Hills, CA 90211 USA
T   1 310 289 8011
F   1 310 289 8136

MMI
1219 Morningside Drive
Manhattan Beach, CA 90266 USA
T   1 310 901 7096
F   1 310 362 8921

THE MORGAN AGENCY
129 West Wilson Street, Suite 202
Costa Mesa, CA 92627 USA
Contact: Keith Lewis
T   1 949 574 1100
F   1 949 574 1122
E   morgan@themorganagency.com
*See Ad This Section.

NETWORK INTERNATIONAL INC
319 S Robertson
Beverly Hills, CA 90211 USA
Contact: Patrik Simpson
T   1 888 966 3456
F   1 818 889 5242
W   www.network-models.com
E   NETWORKAZ@aol.com
*See Ad This Section.

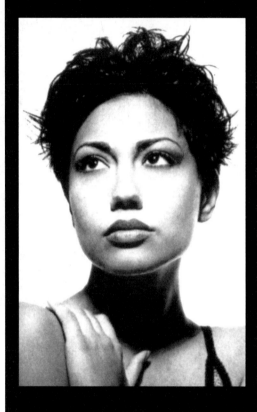

Model & Talent
Adult – Teen – Children

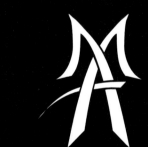

THE MORGAN AGENCY

Telephone 800.656.1120

www.themorganagency.com

NEXT MANAGEMENT • BEVERLY HILLS
8447 Wilshire Boulevard, Suite 301
Beverly Hills, CA 90211 USA
T   1 323 782 0010
T   1 323 782 0021 Artist-LA
F   1 323 782 0035
W   www.nextmodelmanagement.com
*See Ad This Section.

NOUS MODEL MANAGEMENT
117 North Robertson Boulevard
Los Angeles, CA 90048 USA
Contact: Kenya Knight
T   1 310 385 6900
F   1 310 385 6910
W   www.nousmodels.com
E   kenya@nousmodels.com

Otto Model Management
1460 N Sweetzer
Los Angeles, CA 90069 USA
T   1 323 650 2200
F   1 323 650 1134

Q MODEL MANAGEMENT
6100 Wilshire Boulevard
Los Angeles, CA 90048 USA
T   1 323 468 2255
F   1 323 468 2540
W   www.qmodels.com
E   la@qmodels.com
*See Ad Under New York Section.

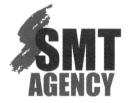

SMT AGENCY
SELECT MODEL & TALENT AGENCY LLC
8271 Melrose Avenue, Suite 203
Los Angeles, CA 90046 USA
Contact: Petrina Milburn, Teens/Adults
Lisa Burdick, Kids
SAG Francised / Lic.# TA-3361
T   1 323 653 6732
F   1 323 653 6782
W   www.smtagency.com
E   select@smtagency.com

NEXT X

NEW YORK 23 WATTS ST NY 10013 / 212 925 5100 F 212 925 5931 **MIAMI** 1688 MERIDIAN AVE # 800 MIAMI BEACH FL 33139 / 305 531 5100 F 305 531 7870 **LA** 8447 WILSHIRE BLVD #301 BEVERLY HILLS CA 90211 / 323 782 0010 F 323 782 0035 **MONTREAL** 3547 ST LAURENT STE 401 MONTREAL / T 514 288 9216 F 514 288 9043 **TORONTO** 110 SPADINA AVE STE 303 TORONTO M5V2K4 / T 416 603 4807 F 416 603 9891 **PARIS** 188 RUE DE RIVOLI 75001 / WOMEN 01 5345 1313 MEN 01 5345 1314 F 01 5345 1301 **LONDON** 175-179 ST JOHNS STREET LONDON / T 207 2519850 F 207 2519851 **SAO PAULO** RUA FUNCHAL 573 1 ANDAR SAO PAULO 04551 060 / 11 38465678 F 11 38497210 WWW.NEXTMODELMANAGEMENT.COM

VE Models Agency
3015 Main Street, Suite 460
Santa Monica, CA 90405 USA
T   1 310 399 9800
F   1 310 399 9877

Visage • Los Angeles
28957 Crest Ridge Road
R.P.V., CA 90275 USA
T   1 310 377 8039
F   1 310 377 6613

Warning Model Management
9440 Santa Monica S, Suite 400
Beverly Hills, CA 90021 USA
T   1 310 860 9969
F   1 310 860 9978

WILHELMINA WEST
7257 Beverly Boulevard, 2nd Floor
Los Angeles, CA 90036 USA
T   1 323 655 0909 Women
T   1 323 655 6508 Men
T   1 323 655 1463 Children
T   1 323 655 6508 Lifestyle
F   1 323 653 2255
*See Ad This Section.

PERSONAL MANAGERS
CALIFORNIA

Handprint Entertainment
1100 Glendon Avenue, 10th Floor
Los Angeles, CA 90024 USA
T   1 310 481 4400
F   1 310 481 4419

JDS Talent Management
15901 Condor Ridge Road
Santa Clarita, CA 91351 USA
T   1 661 298 4050
F   1 661 298 8655

Matthau Management
11661 San Vicente Boulevard, Suite 609
Los Angeles, CA 90049 USA
T   1 310 454 3300
F   1 310 454 1954

Rile Gibble Management
4716 Foulger Drive
Santa Rosa, CA 95405 USA
T   1 707 537 8247
F   1 707 539 9290

≫

Scappatori Management
48 Via La Cumbre
Greenbrae, CA 94904-1331 USA
T   1 800 451 5813
F   1 800 236 7071

LOS ANGELES TALENT AGENCIES

A Total Acting Experience
5353 Topeka Canyon Road, Suite 220
Woodland Hills, CA 91364 USA
T   1 818 340 9249

Abrams Artists Agency
9200 Sunset Boulevard, Suite 1120
Los Angeles, CA 90069 USA
T   1 310 859 0625
F   1 310 276 6193

The Agency
1800 Avenue of Stars, Suite 1114
Los Angeles, CA 90067 USA
T   1 310 551 3000
F   1 310 551 1424

Agency For Performing Arts
9200 Sunset Boulevard, Suite 900
Los Angeles, CA 90069 USA
T   1 310 888 4200
F   1 310 888 4242

Aimee Entertainment
15840 Ventura Boulevard, Suite 215
Encino, CA 91436 USA
T   1 818 783 9115
F   1 818 783 8308

Alese Marshall Agency
22730 Hawthorne Boulevard, Suite 201
Torrance, CA 90505 USA
T   1 310 378 1223

Amsel Eisenstadt & Frazier
5757 Wilshire Boulevard, Suite 510
Los Angeles, CA 90036 USA
T   1 323 939 1188
F   1 323 939 0630

Ann Waugh Talent Agency
4741 Laurel Canyon Boulevard, Suite 200
N Hollywood, CA 91607 USA
T   1 818 980 0141

Arlene Thornton & Associates
12711 Ventura Blvd, Suite 490
Studio City, CA 91604 USA
T   1 818 760 6688
F   1 818 760 1165

Artists Agency
1180 South Beverly Drive
Los Angeles, CA 90035 USA
T   1 310 277 7779
F   1 310 785 9338

Artists Group
10100 Santa Monica Boulevard, Suite 2490
Los Angeles, CA 90067 USA
T   1 310 552 1100
F   1 310 277 9513

Artists Management Agency
1800 East Garry Street, Suite 101
Santa Ana, CA 92706 USA
T   1 949 261 7557

Atkins Artists
303 S Cresent Heights
Los Angeles, CA 90048 USA
T   1 323 658 1025
F   1 323 852 4709

Badgley Connor Agency
9229 Sunset Boulevard, Suite 311
Los Angeles, CA 90069 USA
T   1 310 278 9313
F   1 310 278 4128

Beverly Hecht Agency
12001 Ventura Place, Suite 320
Studio City, CA 91604 USA
T   1 818 505 1192
F   1 818 505 1590

Beverly Hills Sports Council
9595 Wilshire Boulevard, Suite 1010
Beverly Hills, CA 90212 USA
T   1 310 858 1872
F   1 310 550 7980

BOBBY BALL AGENCY
4342 Lankershim Boulevard
Universal City, CA 91602 USA
Commercials: Patty Grana-Miller
Print: Christine Tarallo
T   1 818 506 8188
F   1 818 506 8588
E   bbacommercial@pop.net
E   bbamodels@pop.com
*See Ad This Section.

Bresler Kelly & Associates
  11500 W Olympic Boulevard, Suite 352
  Los Angeles, CA 90064 USA
  T   1 310 479 5611

Brillstein Grey Entertainment
  9150 Wilshire Boulevard, Suite 350
  Beverly Hills, CA 90212 USA
  T   1 310 275 6135
  F   1 310 275 6180

C' LA VIE TALENT AGENCY
  7507 Sunset Boulevard, Suite 201
  Los Angeles, CA 90046 USA
  Contact: Steve Landry
  T   1 323 969 0543
  F   1 323 969 0401

Career Artists International
  11030 Ventura Boulevard, Suite 3
  Studio City, CA 91604 USA
  T   1 818 980 1315

Carter Wright Agency
  6513 Hollywood Boulevard, Suite 210
  Hollywood, CA 90028 USA
  T   1 323 469 0944

Castle Hill Enterprises
  1101 S Orlando Avenue
  Los Angeles, CA 90035 USA
  T   1 323 653 3535

Cavaleri & Associates
  178 South Victory Blvd
  Burbank, CA 91502 USA
  T   1 818 955 9300
  F   1 818 955 9399

CHAMPAGNE / TROTT TALENT AGENCY
  9250 Wilshire Boulevard, Suite 303
  Beverly Hills, CA 90210 USA
  Contact: Valerie Trott / Jana Stave
  T   1 310 275 0067
  F   1 310 275 3131
  W   www.champagnetrott.com
  *See Ad This Section.

CLI Agency
  843 N Sycamore Avenue
  Los Angeles, CA 90038 USA
  T   1 323 461 3971
  F   1 323 461 1134

Coast to Coast Talent Group
  3350 Barham Boulevard
  Los Angeles, CA 90068 USA
  T   1 323 845 9200
  F   1 323 845 9212

Contemporary Artists
  610 Santa Monica Blvd, Suite 202
  Santa Monica, CA 90401 USA
  T   1 310 395 1800

Coralie Jr Agency
  4789 Vineland Avenue, Suite 100
  N Hollywood, CA 91602 USA
  T   1 818 766 9501

THE COSDEN AGENCY
  3518 Cahuenga Boulevard West, Suite 200
  Los Angeles, CA 90068 USA
  Contact: John McCormick
  T   1 323 874 7200
  F   1 323 874 7800
  E   jmccormick@cosdenagency.com

Creative Artists Agency
  9830 Wilshire Boulevard
  Beverly Hills, CA 90212 USA
  T   1 310 288 4545
  F   1 310 288 4800

Creative Management Entertainment Group
  2050 S Bundy Drive, Suite 280
  Los Angeles, CA 90025 USA
  T   1 310 207 7333
  F   1 310 207 7373

CUNNINGHAM, ESCOTT & DIPENE
  10635 Santa Monica Blvd, Suite 130
  Los Angeles, CA 90025 USA
  Voice Over: Paul Doherty
  On Camera: Linda Jenkins or Adrienne Berg
  Children: Mitchell Gossett
  T   1 310 475 2111
  T   1 310 475 3336 Children
  F   1 310 475 1929
  W   www.cedtalent.com
  E   info@cedtalent.com

Dale Garrick International
  8831 Sunset Boulevard, Suite 402
  Los Angeles, CA 90069 USA
  T   1 310 657 2661

David Shapira & Associates
  15821 Ventura Boulevard, Suite 245
  Sherman Oaks, CA 91436 USA
  T   1 818 906 0322
  F   1 818 783 2562

≫≫

CALIFORNIA MODEL & TALENT AGENCIES>

Diverse Talent Group
1875 Century Park East, Suite 2250
Los Angeles, CA 90067 USA
T   1 310 556 4343
F   1 310 556 4633

Don Buchwald & Associates
6500 Wilshire Boulevard, Suite 2200
Los Angeles, CA 90048 USA
T   1 323 655 7400

Don Schwartz & Associates
1604 North Cahuenga, Suite 101
Los Angeles, CA 90028 USA
T   1 323 464 4366
F   1 323 464 4661

Edwards & Associates
655 North Central, 17th Floor
Glendale, CA 91203 USA
T   1 323 964 0000
F   1 323 964 0210

Entertainment Enterprises
1680 N Vine, Suite 519
Los Angeles, CA 90028 USA
T   1 323 462 6001
F   1 323 462 6003

EWCR & Associates
280 S Beverly Drive, Suite 400
Beverly Hills, CA 90212 USA
T   1 310 278 7222
F   1 310 278 4640

Film Artists Associates
13563 Ventura Boulevard, 2nd Floor
Sherman Oaks, CA 91423 USA
T   1 818 386 9669
F   1 818 386 9363

FLICK EAST-WEST TALENTS INC
9057 Nemo Street, Suite A
West Hollywood, CA 90069 USA
Contact: Tina Kiratsoulis
T   1 310 271 9111
F   1 310 858 1357

Gage Group
14724 Ventura Blvd, Suite 505
Los Angeles, CA 91403 USA
T   1 818 905 3800
F   1 818 905 3322

Geddes Agency
8430 Santa Monica Boulevard, Suite 200
W Hollywood, CA 90069 USA
T   1 323 848 2700

The Gerler Agency
3349 Cahuenga Boulevard W, Suite 1
Los Angeles, CA 90068 USA
T   1 323 850 7386
F   1 323 850 7490

Gersh Agency Inc
232 N Canon Drive
Beverly Hills, CA 90210 USA
T   1 310 274 6611
F   1 310 274 3923

Henderson/Hogan Agency
247 S Beverly Drive, Suite 102
Beverly Hills, CA 90212 USA
T   1 310 274 7815
F   1 310 274 0751

Identity Talent Agency
2050 S Bundy Drive, Suite 200B
W Los Angeles, CA 90025 USA
T   1 310 882 6070
F   1 310 820 1055

International Creative Management
8942 Wilshire Boulevard
Beverly Hills, CA 90211 USA
T   1 310 550 4000
F   1 310 550 4100

Irv Schecter Company
9300 Wilshire Boulevard, Suite 400
Beverly Hills, CA 90212 USA
T   1 310 278 8070
F   1 310 278 1192

Jackman & Taussig Entertainment
1815 Butler Avenue, Suite 120
Los Angeles, CA 90025 USA
T   1 310 478 6641
F   1 310 444 8935

Jerome Siegel Associates
1680 Vine Street, Suite 613
Hollywood, CA 90028 USA
T   1 323 466 0185

Judy Schoen Associates
606 N Larchmont Avenue, Suite 309
Los Angeles, CA 90004 USA
T   1 323 962 1950
F   1 323 461 8365

Kazarian Spencer Associates
11365 Ventura Boulevard
Studio City, CA 91604 USA
T   1 818 769 9111
F   1 818 769 9840

Ken Lindner & Associates
2049 Century Park E, Suite 3050
Los Angeles, CA 90067 USA
T   1 310 277 6023
F   1 310 277 5806

Kingsley Colton
16661 Ventura Boulevard, Suite 400B
Encino, CA 91436 USA
T   1 818 788 6043

Kjar and Associates
10732 Riverside Drive, Suite 222
Tuluca Lake, CA 91602 USA
T   1 818 760 0321
F   1 818 760 0642

L.A. TALENT
7700 Sunset Boulevard
Los Angeles, CA 90046 USA
Contact: Heinz Holba
T   1 323 436 7777
T   1 323 436 7778 Adult
F   1 323 436 7788
W   www.latalent.com
E   adultcom@latalent.com

The Levin Agency
8484 Wilshire Boulevard, Suite 745
Beverly Hills, CA 90211 USA
T   1 323 653 7073
F   1 323 653 0280

Marion Berzon Talent Agency
336 E 17th Street
Costa Mesa, CA 92627 USA
T   1 949 631 5936
F   1 949 631 6881

Marion Rosenberg
8428 Melrose Place, Suite B
Los Angeles, CA 90069 USA
T   1 323 653 7383
F   1 323 653 9268

Media Artists Group
6404 Wilshire Boulevard, Suite 950
Beverly Hills, CA 90048 USA
T   1 323 658 5050
F   1 323 658 7871

Metropolitan Talent Agency
4526 Wilshire Boulevard
Los Angeles, CA 90010 USA
T   1 323 857 4500
Michael Slessinger & Associates Agency

8730 Sunset Boulevard
Los Angeles, CA 90069 USA
T   1 310 657 7113
F   1 310 657 1756

MIDWEST TALENT MANAGEMENT INC
4821 Lankershim Boulevard, Suite F149
North Hollywood, CA 91352 USA
T   1 818 765 3785
F   1 818 765 2903

Omnipop Inc
10700 Ventura Boulevard, 2nd Floor
Studio City, CA 91604 USA
T   1 818 980 9267
F   1 818 980 9371

Osbrink Talent Agency
4343 Lankershim Boulevard, Suite 100
Universal City, CA 91602 USA
T   1 818 760 2488
F   1 818 760 0991

Page Management
P.O. Box 573040
Tarzana, CA 91357 USA
T   1 818 703 7328
F   1 818 883 4344

Paradigm
10100 Santa Monica Boulevard, 25th Floor
Los Angeles, CA 90067 USA
T   1 310 277 4400
F   1 310 277 7820

Paul Gerard Talent Agency
11712 Moorpark Street, Suite 112
Studio City, CA 91604 USA
T   1 818 769 7015

Paul Kohner Agency
9300 Wilshire Boulevard, Suite 555
Beverly Hills, CA 90212 USA
T   1 310 550 1060
F   1 310 276 1083

Privilege Talent Agency
14542 Ventura Blvd.
Sherman Oaks, CA 91407 USA
T   1 818 386 2377
F   1 818 386 9477

Progressive Artists Agency
400 S Beverly Drive, Suite 216
Beverly Hills, CA 90212 USA
T   1 310 553 8561
F   1 310 553 4726

≫

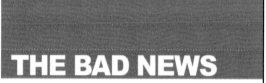
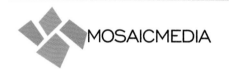
Reece Halsey Agency
8733 Sunset Boulevard
Los Angeles, CA 90069 USA
T   1 310 652 2409

Robert Light Agency
6404 Wilshire Boulevard, Suite 900
Los Angeles, CA 90048 USA
T   1 323 651 1777
F   1 323 651 4933

Sandie Schnarr Talent
8500 Melrose Avenue, Suite 212
W Hollywood, CA 90069 USA
T   1 310 360 7680
F   1 310 360 7681

Sara Bennett Agency
1062 S Alfred Street
Los Angeles, CA 90035 USA
T   1 323 965 9666

Savage Agency
6212 Banner Avenue
Hollywood, CA 90038 USA
T   1 323 461 8316
F   1 323 461 2417

Schiowitz/Clay/Rose Inc
1680 Vine Street, Suite 614
Los Angeles, CA 90028 USA
T   1 323 463 7300
F   1 323 463 7355

Scott Land Marionettes
P.O. Box 1504
LaCanada, CA 91012 USA
T   1 818 790 9082
F   1 818 790 9083

Screen Artist Agency
12435 Oxnard Street
N Hollywood, CA 91606 USA
T   1 818 755 0026
F   1 818 755 0027

Screen Children's Agency
4000 W Riverside Drive, Suite A
Burbank, CA 91505 USA
T   1 818 846 4300
F   1 818 846 3745

hapiro-Lichtman Inc
8827 Beverly Boulevard
Los Angeles, CA 90048 USA
T   1 310 859 8877
F   1 310 859 7153

Shirley Wilson & Associates
5410 Wilshire Boulevard, Suite 806
Los Angeles, CA 90036 USA
T   1 323 857 6977
F   1 323 857 6980

Silver Massetti & Szatmary/West
8730 Sunset Boulevard, Suite 440
Los Angeles, CA 90069 USA
T   1 310 289 0909
F   1 310 289 0990

SPECTRUM L.A.
315 S Beverly Drive, Suite 302
Beverly Hills, CA 90212 USA
Contact: Cheryl Murphy, President
T   1 310 461 6111
F   1 310 551 1170
E   spectrumla@sbcglobal.net
*See Ad This Section.

Stone/Manners Agency
8436 W 3rd Street, Suite 740
Los Angeles, CA 90048 USA
T   1 323 655 1313
F   1 323 655 7676

STUDIO TALENT GROUP
1328 12th Street, Suite 3
Santa Monica, CA 90401 USA
T   1 310 393 8004
F   1 310 393 2473

Susan Nathe & Associates
8281 Melrose Avenue, Suite 200
Los Angeles, CA 90046 USA
T   1 323 653 7573
F   1 323 653 1179

Sutton Barth & Vennari
145 S Fairfax Avenue, Suite 310
Los Angeles, CA 90036 USA
T   1 323 938 6000
F   1 323 935 8671

Talent Group Inc
6300 Wilshire Boulevard, Suite 900
Los Angeles, CA 90048 USA
T   1 323 852 9559
F   1 323 852 9579

Talent House
7211 Santa Monica Boulevard, Suite 500
Los Angeles, CA 90046 USA
T   1 323 883 0360
F   1 323 883 0085

Terry Lichtman Co
12216 Moorpark Street
Studio City, CA 91604 USA
T   1 818 655 9898
F   1 818 655 9899

Tisherman Agency Inc
6767 Forest Lawn Drive, Suite 101
Los Angeles, CA 90068 USA
T   1 323 850 6767
F   1 323 850 7340

United Talent
9560 Wilshire Boulevard, Suite 500
Beverly Hills, CA 90212 USA
T   1 310 273 6700
F   1 310 247 1111

Vaughn D Hart & Associates
8899 Beverly Boulevard, Suite 815
Los Angeles, CA 90048 USA
T   1 310 273 7887

W Randolph Clark Agency
13415 Ventura Boulevard, Suite 3
Sherman Oaks, CA 91423-3937 USA
T   1 818 385 0583

Whitaker Talent
4924 Vineland
North Hollywood, CA 91601 USA
T   1 818 766 4441
F   1 818 766 1662

William Kerwin Agency
1605 N Cahuenga Boulevard, Suite 202
Los Angeles, CA 90028 USA
T   1 323 469 5155

William Morris Agency
151 El Camino Drive
Beverly Hills, CA 90212 USA
T   1 310 859 4000
F   1 310 859 4462

World Class Sports
880 Apollo Street, Suite 337
El Segundo, CA 90245 USA
T   1 310 535 9120
F   1 310 535 9128

≫≫

Writers & Artists
8383 Wilshire Boulevard, Suite 550
Beverly Hills, CA 90211 USA
T   1 323 866 0900
F   1 323 866 1899

MODEL & TALENT AGENCIES
CALIFORNIA CONTINUED

INTERNATIONAL CONNECTION
MODEL & TALENT MANAGEMENT
110 Newport Center Drive, Suite 200
Newport Beach, CA 92660 USA
Contact: Lani Zawada, Manager
or Penelope Keyser, Vice President
T   1 949 719 1192
F   1 949 719 1136

Dorothy Shreve Model & Talent Center
2101 N Starr Road
Palm Springs, CA 92262 USA
T   1 760 327 5855
F   1 769 320 2782

Cindy Romano Modeling & Talent Agency
P.O. Box 1951
Palm Springs, CA 92263 USA
T   1 760 323 3333
F   1 760 322 6666

John Robert Powers
150 S Los Robles Avenue, Suite 900
Pasadena, CA 91101 USA
T   1 626 817 0900
F   1 626 817 0921

Cathy Steele Model & Talent Management
1610 Oakpark Boulevard, Suite 2
Pleasant Hill, CA 94523 USA
T   1 925 932 4226
F   1 925 946 4603

The Jacqueline Agency
31441 Santa Margueritta Pkwy, Suite A189
Ranch Santa Marguerita, CA 92688 USA
T   1 949 589 9752
F   1 949 589 9754

SACRAMENTO

Barbizon
701 Howe Avenue, Suite H50
Sacramento, CA 95825 USA
T   1 916 920 4200
F   1 916 920 5471

CAST IMAGES TALENT AGENCY
2530 J Street, Suite 330
Sacramento, CA 95816-4849 USA
Contact: Chandra Bourne
T   1 916 444 9655
F   1 916 444 2093
W   www.castimages.com
E   chandra@castimages.com

John Robert Powers
2929 K Street, 3rd Floor
Sacramento, CA 95816 USA
T   1 916 341 7700
F   1 916 341 7744

Prestige Models and Talent
1111 Howe Avenue, Suite 135
Sacramento, CA 95825 USA
T   1 916 929 4386
F   1 916 568 2782

SAN DIEGO

AGENCY 2 MODEL & TALENT AGENCY
1717 Kettner Boulevard, Suite 200
San Diego, CA 92101-2533 USA
Contact: Terrence Ringe / Richard Carreon
T   1 619 645 7744
F   1 619 645 7747
E   info@agency2.net

ARTIST MANAGEMENT AGENCY
835 Fifth Avenue, Suite 411
San Diego, CA 92101-6137 USA
Contact: Nanci Washburn
T   1 619 233 6655
F   1 619 233 5332

Barbizon
591 Camino de la Reina, Suite 1150
San Diego, CA 92108 USA
T   1 619 296 6366
F   1 619 296 3720

Promotion made easy!
POSTCARDS
Starting at only $95 for 500 copies

Keep in touch and get the job! Just send your photo, message & mailing list—we do the rest!

Postcards
- Typesetting & scanning included
- High quality 240 line screen printing
- Full–color front, black & white back

Mailing Services & Lists
- Competitive rates — domestic & int'l
- Submit your mailing list, or obtain one from us or one of our list providers.

Use postcards for:
- Agencies
- Studios
- Hand–outs
- Follow–up cards
- Thank–you notes and more!

FREE SAMPLES
Visit our website or call NOW for your postcard kit!

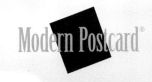

Modern Postcard®

800-959-8365
modernpostcard.com

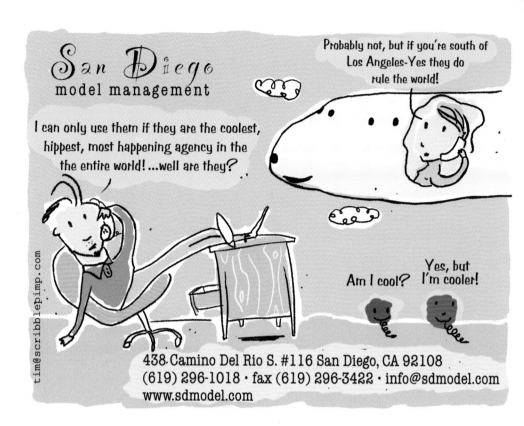
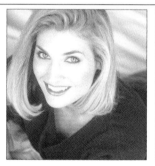
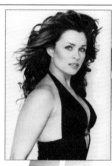
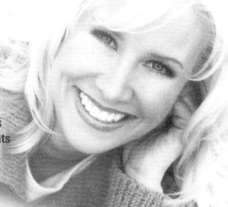

Jetset

The Grooviest modeling agency in sunny California!

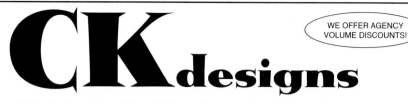
John Robert Powers
8910 University Center Lane, Suite 120
San Diego, CA 92122 USA
T   1 858 824 0700
F   1 858 824 0705

SAN DIEGO MODEL MANAGEMENT
438 Camino Del Rio South, Suite 116
San Diego, CA 92108 USA
Large Print Divisions in Women, Men, Kids.
Also Commercial Print, Sports & Fitness Runway,
Promo & Talent. Full Internet capabilities!
SAG/AFTRA Franchised
T   1 619 296 1018
F   1 619 296 3422
W   www.sdmodel.com
E   info@sdmodel.com
***See Ad This Section.**

Shamon Freitas Model & Talent
9606 Tierra Grande, Suite 204
San Diego, CA 92126 USA
T   1 858 549 3955
F   1 858 549 7028

SAN FRANCISCO

AFFINITY MODEL & TALENT AGENCY
100 First Street, Suite 100-362
San Francisco, CA 94105 USA
Contact: Ross Kenneth, Executive Director
High Fashion/Print Specialists, Film and Television
Specialists. Both Local and National, TA# 3562
T   1 415 449 3638
F   1 415 449 3638
W   www.affinitytalent.com
E   info@affinitytalent.com
***See Ad This Section.**

BOOM! MODELS & TALENT AGENCY
2325 3rd Street, Suite 223
San Francisco, CA 94107 USA
Contact: Kristen E. Usich
SAG/AFTRA Franchised
T   1 415 626 6591
F   1 415 626 6594
W   www.boomagency.com
E   boommodels@aol.com

CITY MODEL MANAGEMENT INC
36 Clyde Street
San Francisco, CA 94107 USA
Contact: Sal A. Marquez Jr.
We represent Men, Women & Children.
Please note that we will be moving
on February 28th to a new location.
T   1 415 546 3160
T   1 415 536 0145 Accounting
T   1 323 461 5240 LA
F   1 415 546 3170
W   www.citymodel.com
E   city1@pacbell.net

DIZON MODEL & TALENT AGENCY
100 First Street, Suite 100-368
San Francisco, CA 94105 USA
Contact: Kris Dizon, Executive Director
or Stacey Lee, Assistant Director
Specializing in Fashion, Print, Film, TV,
Tradeshows & Special Events
T   1 415 567 3253
F   1 415 449 3497
W   www.dizonagency.com
E   dizontalent@aol.com

Generations Model & Talent Agency
340 Brannan Street, Suite 302
San Francisco, CA 94107 USA
T   1 415 777 9099
F   1 415 777 5055

INDUSTRY MODEL & TALENT MANAGEMENT
942 Market Street, Suite 506
San Francisco, CA 94102 USA
Contact: Eddie Cotillon / Russell Hong
T   1 415 986 6151
F   1 415 986 7335
E   industrymodels@hotmail.com

John Robert Powers
26 O'Farrell Street, 6th Floor
San Francisco, CA 94108 USA
T   1 415 248 3900
F   1 415 248 3909

LOOK MODEL AGENCY / LOOK TALENT
166 Geary Street, 14th Floor
San Francisco, CA 94108 USA
Contact: Marie-Christine Kollock
T   1 415 781 2822
F   1 415 781 6196

Marla Dell Talent
2124 Union Street
San Francisco, CA 94123 USA
T   1 415 563 9213
F   1 415 563 8734

SAN FRANCISCO TOP MODELS & TALENT
870 Market Street, Suite 1076
San Francisco, CA 94102 USA
Contact: Belinda Irons
T   1 415 391 1800
F   1 415 391 2012
E   sftoptalent@aol.com

STARS, THE AGENCY
23 Grant Avenue, 4th Floor
San Francisco, CA 94108 USA
Contact: Lynn, Kristin or Scott Claxon
T   1 415 421 6272
F   1 415 421 7620
W   www.starsagency.com
E   scottc@starsagency.com
E   kristinc@starsagency.com

Tonry Talent
885 Bryant Street, Suite 201
San Francisco, CA 94103 USA
T   1 415 543 3797
F   1 415 957 9656

• • • • • • • • • • • • • • • • •

...HMM / HALVORSON MODEL MANAGEMENT
2858 Stevens Creek Boulevard, Suite 209
San Jose, CA 95128 USA
Contact: Traci Halvorson
T   1 408 983 1038
F   1 408 983 0910
W   www.hmmodels.com
E   hmmodels@aol.com

Talent Plus/Los Latinos Agency
2801 Moorpark Avenue, Suite 11, Dyer Building
San Jose, CA 95128 USA
T   1 831 443 5542
F   1 831 443 6624

John Robert Powers
2410 San Ramon Valley Boulevard, Suite 110
San Ramon, CA 94583 USA
T   1 925 837 9000
F   1 925 743 4415

BRAND MODEL & TALENT AGENCY
1520 Brookhollow Drive, Suite 39
Santa Ana, CA 92705 USA
Contact: Patty & Craig Brand
T   1 714 850 1158
F   1 714 850 0806
W   www.brandmodelandtalent.com
*See Ad This Section.

Susan Lane Agency Inc
2700 N. Main Street, Suite 502
Santa Ana, CA 92705 USA
T   1 714 245 2455
F   1 714 245 2335

≫≫

Santa Barbara Models & Talent
2026 Cliff Drive, Suite 226
Santa Barbara, CA 93109 USA
T   1 805 963 1625
F   1 805 965 0553

SANTA ROSA

BELLISSIMA MODEL & TALENT MANAGEMENT
1055 West College Avenue, Suite 334
Santa Rosa, CA 95401 USA
Contact: Susan Berosh
T   1 707 523 0819
F   1 707 523 2490
W   www.bellissima.com
E   model@bellissima.com

John Robert Powers
416 B Street, Suite C
Santa Rosa, CA 95401 USA
T   1 707 571 2400
F   1 707 571 5980

JULIE NATION ACADEMY
MODEL & TALENT MANAGEMENT
2455 Bennett Valley Road, Suite 110A
Santa Rosa, CA 95404 USA
Contact: Julie Nation
T   1 707 575 8585
F   1 707 575 8596
W   www.julienation.com
E   modelgirl@aol.com
E   modelboy@aol.com

Panda Talent Agency
3721 Hoen Avenue
Santa Rosa, CA 95405 USA
T   1 707 576 0711
F   1 707 544 2765

• • • • • • • • • • • • • • • •

John Robert Powers
27200 Tourney Road, Suite 105
Valencia, CA 91355 USA
T   1 661 286 1360
F   1 661 286 1370

MODEL & TALENT AGENCIES
COLORADO

MODELS-Aspen
P.O. Box 1733
Aspen, CO 81612-1733 USA
T   1 970 544 3557
F   1 970 945 2709

John Robert Powers
14231 E 4th Avenue, Bldg 1, Suite 200
Aurora, CO 80011 USA
T   1 303 340 2838
F   1 303 340 2848

COLORADO SPRINGS

The Agency Downtown Company
422 East Vermijo Street, Suite 401
Colorado Springs, CO 80903 USA
T   1 719 884 0401
F   1 719 884 0421

John Robert Powers
4905 N Union Boulevard, Suite 202
Colorado Springs, CO 80918 USA
T   1 719 268 6633
F   1 719 260 8034

MTA
1026 W Colorado Avenue
Colorado Springs, CO 80904 USA
T   1 719 577 4704
F   1 719 520 1952

VISUAL MODEL & TALENT MANAGEMENT
3645 Jeannine Drive, Suite 221
Colorado Springs, CO 80917-8011
Contact: Pepper or Michael
T   1 719 572 9096
F   1 719 574 6661
W   www.mlamtc.com

DENVER

Barbizon
7535 E Hampden Avenue
Denver, CO 80231 USA
T   1 303 337 6952
F   1 303 337 7955

DONNA BALDWIN TALENT INC
2150 West 29th Avenue, Suite 200
Denver, CO 80211 USA
Contact: Donna Baldwin
T   1 303 561 1199
F   1 303 561 1337
W   www.donnabaldwin.com
E   info@donnabaldwin.com

John Casablancas/MTM
7600 E Eastman Avenue, Suite 100
Denver, CO 80231 USA
T   1 303 337 5100

Kidskits Inc
136 Kalamath
Denver, CO 80223 USA
T   1 303 446 8200
F   1 303 446 2629

MAXIMUM • A TALENT AGENCY
1660 S Albion Street, Suite 1004
Denver, CO 80222 USA
Contact: Rob Lail / Paula Block
T   1 303 691 2344
F   1 303 691 2488
W   www.maxtalent.com
E   info@maxtalent.com

MIRAGE TALENT AGENCY
2137 S Birch Street, 2nd Floor
Denver, CO 80222 USA
Contact: Kent Allen
T   1 303 758 4004
F   1 303 758 4052
W   www.miragetalent.com
E   info@miragetalent.com

• • • • • • • • • • • • • • • • • •

Petrell Model & Talent Management • PMTM
4195 South Inca Street
Englewood, CO 80110-4513 USA
T   1 800 451 5813
F   1 800 236 7071

MODEL & TALENT AGENCIES
CONNECTICUT

JOHN CASABLANCAS / MTM
1263 Wilbur Cross Highway
Berlin, CT 06037 USA
Contact: Tina Kiniry, Executive Director
T   1 860 828 7577
F   1 860 828 5927

≫≫

COASTAL MODELS LTD
2012 King's Highway East
Fairfield, CT 06430 USA
Contact: Marty Kanawall
T   1 203 254 7722
F   1 203 254 7722
W   www.coastalmodels.com
E   coastalmod@aol.com

AMERICAN MALE MODEL & TALENT
50 Glen Road
Greenwich, CT 06830 USA
Contact: Roger Jewell, Director
Representing & Scouting: MODELS, ACTORS,
BODYBUILDERS & ATHLETES
T   1 800 764 1020
F   1 877 MALE FAX (625 3329)
E   MALEMODELAGENT@AOL.COM

JOHN ROBERT POWERS
200 Connecticut Avenue, Suite 6C
Norwalk, CT 06854 USA
Contact: Giampiero Paoletti, President
T   1 203 853 0080
F   1 203 853 2434
W   www.johnrobertpowers.net

JOHNSTON AGENCY
50 Washington Street
S Norwalk, CT 06854 USA
Contact: Esther Johnston
T   1 203 838 6188
F   1 203 838 6642

Blush Model Management
P.O. Box 1005
Southbury, CT 06488 USA
T   1 203 264 7782
F   1 203 264 7782

ALLISON DANIELS MODELS & TALENT
1260 New Britain Avenue
W Hartford, CT 06110 USA
Contact: Pamela Young, Director
T   1 860 920 5325
F   1 860 561 2473
W   www.modelsearch.com
E   allisondaniels@aol.com

CTS Plus Management
57 Wheeler Street
Watertown, CT 06795 USA
T   1 860 274 1842
F   1 860 274 0793

MODEL & TALENT AGENCIES
DELAWARE

START MODEL CONSULTANTS
1632 Savannah Road, Suite 12
Lewes, DE 19958 USA
Contact: George Brewer
T   1 302 644 3550
F   1 302 644 3575
W   www.startmodels.com
E   startmodels209@cs.com

Scappatori Artist Management
40 East Main Street, Suite 350
Newark, DE 19711-4639 USA
T   1 800 451 5813
F   1 800 236 7071

Barbizon School of Modeling
17B Trolley Square
Wilmington, DE 19806 USA
T   1 302 658 6666
F   1 302 658 6658

MODEL & TALENT AGENCIES
DISTRICT OF COLUMBIA

PRATT SENSATION MODELING
P.O. Box 73376
Washington, DC 20056 USA
Contact: Timora Pratt, Owner
T   1 202 265 3880
F   1 202 232 8107

T.H.E. ARTIST AGENCY
3333 K Street NW, Suite 50
Washington, DC 20007 USA
Contact: Elizabeth McDavitt-Centenari
T   1 202 342 0933
F   1 202 342 6471
W   www.theartistagency.com
E   info@theartistagency.com

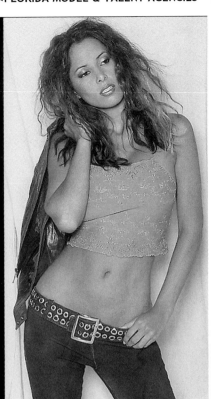

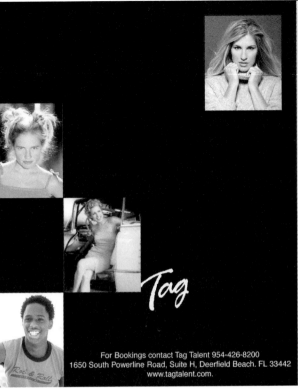

For Bookings contact Tag Talent 954-426-8200
1650 South Powerline Road, Suite H, Deerfield Beach. FL 33442
www.tagtalent.com.

MODEL & TALENT AGENCIES

FLORIDA

SHOWBIZ KIDZ! DEVELOPMENT CENTER
455 Douglas Avenue, Suite 2155-21
Altamonte Springs, FL 32714 USA
Contact: M. Susan Walls, President/Owner
Consultation/Workshops for ages 4-17 Actors •
Dancers • Singers • Print Models • Vocal Coaching
• Pageant Preparation • Pilot Season-LA
T   1 407 426 1140
TF   1 888 565 6555 Toll Free
W   www.showbizkidz.org
E   showbk@excite.com

ARTHURARTHUR INC
6542 U.S. Highway 41 North, Suite 205A
Apollo Beach, FL 33572 USA
Contact: Jeremy Foster-Fell, CEO
or Diana Arthur, President
SAG Francised / FL LIC TA#617
T   1 813 645 9700
F   1 813 645 9797
E   ArtArtInc@aol.com
*See Ad This Section.

STUDIO ON THE GULF
10421 Kentucky
Bonita Springs, FL 34135 USA
Contact: Deann Foltz, Owner
T   1 941 498 7386
F   1 941 498 1737
E   dfoltz1727@aol.com

Barbizon
2240 Woolbright Road, Suite 300
Boynton Beach, FL 33426 USA
T   1 561 369 8600
F   1 561 369 1299

≫

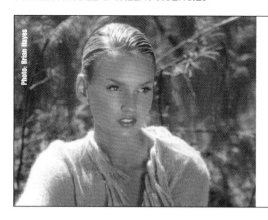

Photo: Brian Hayes

Jacques Models
505 Meadows Circle
Boynton Beach, FL 33436 USA
T   1 561 433 9360

IT'S TOTALLY YOU MODELS & TALENT
4427 SE 16th Place, Suite 3
Cape Coral, FL 33904 USA
Contact: Claudia C. Hoh, Director
Serving the Tampa, Sarasota, Ft. Myers
& Naples Areas. Member of AMTC
FL Lic. #TA-0000599
T   1 941 541 9111
F   1 941 772 5754
W   www.itstotallyyou.com
E   director@itstotallyyou.com

AMERICAN MODEL & TALENT GROUP INC
2611 Seville Boulevard, Suite A
Clearwater, FL 33764 USA
Contact: Andrew York
T   1 727 796 3236
TF   1 866 WE MODEL
F   1 727 796 0836

LATIN'S HISPANIC TALENT
3001 SW 28 Lane, Suite 1
Coconut Grove, FL 33133 USA
Contact: Carlos Segui, Director
or Marisol Mata
T   1 305 567 9567
F   1 305 567 9727
E   latins@bellsouth.net

BOCA TALENT & MODEL AGENCY
829 SE 9th Street
Deerfield Beach, FL 33441 USA
Contact: Anita Spiegel
SAG • AFTRA • AEA, FL LIC TA#38
T   1 954 428 4677
F   1 954 429 9203
E   BCA100@aol.com

TAG TALENT
1650 S Powerline Road
Deerfield Beach, FL 33442 USA
Contact: Tracy Anne George, President
T   1 866 824 8748 Toll Free
T   1 954 739 6077
F   1 954 739 3303
W   www.tagtalent.com
E   info@tagtalent.com
*See Ad This Section.

FORT LAUDERDALE

AVENUE PRODUCTIONS INC
MODEL & TALENT AGENCY
2810 East Oakland Park Boulevard, Suite 308
Ft Lauderdale, FL 33306 USA
Contact: Robert Stein
FL LIC TA#335
T   1 954 561 1226
F   1 954 561 2602
W   www.avemodels.com
E   aveprodrob@aol.com

HART MODELS
915 NE 20th Avenue, 2nd Floor
Ft Lauderdale, FL 33304 USA
T   1 954 522 2090
F   1 954 767 8984
W   www.hartmodels.com

MARIAN POLAN TALENT & MODELS
10 NE 11th Avenue
Ft Lauderdale, FL 33301 USA
Contact: Enid Polan Howell
T   1 954 525 8351

Models Exchange Talent Agency
2425 E Commercial Boulevard
Ft Lauderdale, FL 33308 USA
T   1 954 491 1014
F   1 964 491 6876

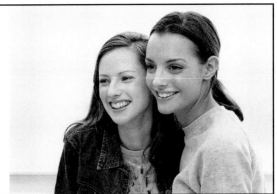
PLUS BEAUTY MODEL MANAGEMENT
8201 Peters Road
Ft Lauderdale, FL 33324 USA
Contact: Dorothy Combs
T   1 954 802 3766
F   1 954 916 2655
W   www.plusbeautymodelandtalent.com
E   dorothy@plusbeautymodelandtalent.com

· · · · · · · · · · · · · · · · ·

SUZI'S INTERNATIONAL MODELS
4531 Deleon Street, Suite 208
Ft. Myers, FL 33907 USA
Contact: Suzi Hosfeld, Director
FL LIC TA#338
T   1 941 768 8189
T   1 941 377 1537
F   1 877 891 2186
W   www.suzisinternational.com
E   info@suzisinternational.com

FLORIDA STARS
225 West University Avenue
Gainesville, FL 32601 USA
T   1 352 338 1086
F   1 352 338 1036
W   www.afloridastar.com

HOLLYWOOD

Famous Faces Entertainment & Talent Agency
2013 Harding Street
Hollywood, FL 33020 USA
T   1 954 922 0700
F   1 954 922 0479

Martin & Donalds Talent Agency Inc
2131 Hollywood Boulevard, Suite 308
Hollywood, FL 33020 USA
T   1 954 921 2427
F   1 954 921 7635

TOP MODELS INC
1940 Harrison Street, Suite 100A
Hollywood, FL 33020 USA
Contact: Lana Carney
T   1 954 920 0029
F   1 954 920 7929
W   www.atopmodel.com
E   modlctr@aol.com

· · · · · · · · · · · · · · · · ·

Brevard Talent Group Inc
405 Palm Springs Boulevard
Indian Harbor Beach, FL 32937 USA
T   1 321 773 1355
F   1 321 773 1842

JACKSONVILLE

Academy of Modeling & Talent Inc
12250 Old St. Augustine Road
Jacksonville, FL 32258 USA
T   1 904 733 4296
F   1 904 733 8280

DENISE CAROL MODELS & TALENT
2223 Atlantic Boulevard
Jacksonville, FL 32207 USA
Contact: Suzi Young
FL LIC TA#649
T   1 904 399 0824 Studio
T   1 904 398 6306 Clients
W   www.denisecarolmodels.com
E   denisecarolmodels@ilnk.com

Linburg Model & Talent Management
8535 Baymeadows Road, Suite 3-160
Jacksonville, FL 32256-7423 USA
T   1 800 451 5813
F   1 800 236 7071

≫

FLORIDA MODEL & TALENT AGENCIES>

LONGWOOD

Barbizon of Orlando
1917 Boothe Circle, Suite 151
Longwood, FL 32750 USA
T   1 407 331 5558
F   1 407 331 0548

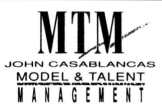

MTM / JOHN CASABLANCAS
MODEL & TALENT MANAGEMENT
1060 W State Road 434, Suite 136-138
Longwood, FL 32750 USA
Contact: Deborah Hughes, Owner
or Bill Smith, Agency Director
Commerical and Fashion Print, Fashion Shows,
Television and Film, Trade Shows
and Promotions
T   1 407 265 1501
F   1 407 265 9557
W   www.mtmorlando.com
E   mtmorlando@mpinet.net

THE REEVE AGENCY
1917 Boothe Circle, Suite 151
Longwood, FL 32750 USA
Contact: Polly Reeve, Vice President
FL LIC TA#537
T   1 407 331 1784
F   1 407 331 0548
E   barbzonorl@aol.com

MIAMI / MIAMI BEACH

AMAZING KIDS INC
300 Biscayne Boulevard Way, Suite 800
Miami Beach, FL 33131 USA
Contact: Dayan Sapir
T   1 305 532 1118
F   1 305 532 1218
E   amzkids@bellsouth.net

ANDERSON GREENE ENTERTAINMENT
1210 Washington Avenue, Suite 245
Miami Beach, FL 33139 USA
Contact: Anderson Greene
Represents Kids and Teens
T   1 305 674 9881
F   1 305 674 9224
E   ageof@bellsouth.net

ARTHURARTHUR INC
Dupont Plaza,
300 Biscayne Boulevard Way, Suite 723
Miami, FL 33131 USA
SAG Francised / FL LIC TA#679
T   1 305 995 5889
F   1 305 579 5998
E   ArtArtInc@aol.com
***See Ad This Section.**

Coconut Grove Model & Talent Agency
3525 Vista Court
Miami, FL 33133 USA
T   1 305 858 3002
F   1 305 285 9377

D1 Model Management
1688 Meridian Avenue, Suite 404
Miami Beach, FL 33139 USA
T   1 305 532 1880
F   1 305 532 4886

Elite Miami
1200 Collins Avenue, Suite 207
Miami Beach, FL 33139 USA
T   1 305 674 9500
F   1 305 674 9600

FORD MODELS • MIAMI
311 Lincoln Road, Suite 205
Miami Beach, FL 33139 USA
T   1 305 534 7200
F   1 305 534 8220
***See Ad Under New York Section.**

SAG Franchised

ArthurArthur

Model & Talent

Serving Miami/Tampa/Orlando

Jeremy Foster-Fell, CEO

Diana Arthur, President

U.S. Highway 41 North, Suite 205A,
Apollo Beach, FL 33572 USA

Tampa: 813 645 9700

Dupont Plaza, 300 Biscayne Blvd Way,
Suite 723, Miami, FL 33131 USA

Miami: 305 995 5889

THE GREEN AGENCY INC
  1329 Alton Road
  Miami Beach, FL 33139 USA
  Contact: Tammy Green / Lauren Green
  T   1 305 532 9225
  F   1 305 532 9334
  W   www.greenagency.com
  E   model@greenagency.com

Image Models & Talent Agency
  300 Biscayne Boulevard Way, Suite 1120
  Miami , FL 33131 USA
  T   1 305 375 0448
  F   1 305 375 0449

INTERNATIONAL MODELS INC
  8415 Coral Way, Suite 205
  Miami, FL 33155 USA
  Contact: Teresa Portales, Director
  FL LIC TA#347
  T   1 305 266 6331
  F   1 305 261 7726
  E   agency@internationalmodelsinc.com

IRENE MARIE MANAGEMENT GROUP
  728 Ocean Drive
  Miami Beach, FL 33139 USA
  Contact: Brigitte Heininger, Women's Board
  Tino Beretta, Men's Board
  T   1 305 672 2929
  F   1 305 674 1342
  W   www.irenemarie.com
  E   mail@irenemarie.com

John Casablancas/MTM Management
  10200 NW 25th Street, Suite A-105
  Miami, FL 33172 USA
  T   1 305 716 0222
  F   1 305 716 1165

KARIN MODELS
  846 Lincoln Road, Penthouse
  Miami Beach, FL 33139 USA
  Contact: Jeff Fuller
  T   1 305 672 8300 Women
  T   1 305 535 8812 Men
  F   1 305 531 8330
  W   www.karinmodels.com
  E   jeff@karinmodels.com

≫≫

picture perfect

| TOP AGENCY REFERENCES | ONLINE PRINTING | 3 DAY TURN AROUND | PHYSICAL OR E-MAIL PROOF PROVIDED | DIGITAL RETOUCHING | COMPLETE SETUP |

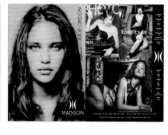
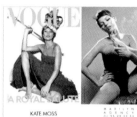

if you want
to look good
don't hesitate
look for
Picture Perfect

POSTCARDS

MODEL COMPOSITES

BROCHURES
OUTPUTS
T-SHIRTS

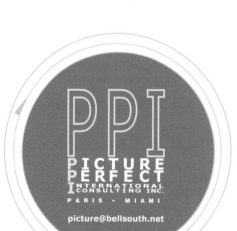

10 years experience

10 years of references over 100 agencies

10 years still a head from any competiter

picture@bellsouth.net

PARIS
23 Rue Dantin
75002 Paris

MIAMI
3503 NE, 2nd Ave
Miami , FL 33137

01 43 12 82 50
f 01 43 12 82 51

305 573 1107
f 305 573 1109

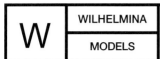

| W | WILHELMINA | 927 LINCOLN ROAD MIAMI BEACH, FL. 33139 |
| | MODELS | T 305.672.9344 F 305.531.8214 wilhelmina.com |

MIAMI 305.672.9344   NEW YORK 212.473.0700   LOS ANGELES 323.655.0909
WOMEN 305.672.9344   MEN 305.674.7203   W KIDS 305.531.5475
W MEDIA   305.674.7206   BEAUTY   305.672.9344   WILHELMINA
MODEL MERCHANDISE   800.889.6633   MODEL SEARCH   800.543.7663
WWW.WILHELMINAMIAMI.COM

Mega
3618 NE 2nd Avenue
Miami, FL 33137 USA
T   1 305 576 3204
F   1 305 576 9204

MEN'S BOARD MODEL MANAGEMENT
341 NE 35th Street
Miami, FL 33137 USA
T   1 305 573 1374
F   1 305 438 3715

MODELS INC
1000 Lincoln Road, Suite 230
Miami Beach, FL 33139 USA
Contact: Skip Taylor
T   1 305 538 8585
F   1 305 538 3232
W   www.modelsincsouthbeach.com
E   modelsinc992@cs.com

NEXT MANAGEMENT • MIAMI
1688 Meridian Avenue, Suite 800
Miami Beach, FL 33139 USA
T   1 305 531 5100
F   1 305 531 7870
W   www.nextmodelmanagement.com
*See Ad This Section.

PAGE 305 • PAGE PARKES MODELS REP TALENT
763 Collins Avenue, 4th Floor Penthouse
Miami Beach, FL 33139 USA
Contact: Robert Iglesias, Director
FL LIC TA#278
T   1 305 672 4869
F   1 305 672 1137
W   www.page305.com
E   women@page305.com
E   men@page305.com

PORTFOLIO - MODEL MANAGEMENT
235 Lincoln Road, Suite 200
Miami Beach, FL 33139 USA
Contact: Philippe L. Medell
T   1 305 534 4210
F   1 305 534 0663
E   info@portfolio-model.com

≫≫

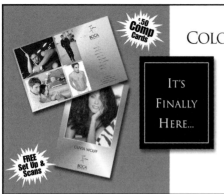

Roxanne McMillian Talent Agency
12100 NE 16th Avenue, Suite 106
North Miami, FL 33161 USA
T   1 305 899 9150

RUNWAYS TALENT GROUP
1688 Meridian Avenue
Miami Beach, FL 33139 USA
T   1 305 673 8245
F   1 305 673 8631
W   www.runways-talentgroup.com

SELECT MODELS • NETWORK MANAGEMENT INC
420 Lincoln Road, Suite 356
Miami Beach, FL 33139 USA
Contact: Julie Mitchelle
T   1 305 673 5566
F   1 305 538 7120
W   www.selectmdls.com
E   selectmodelsinc@msn.com

THE SPORTS BOOK
1688 Meridian Avenue, Suite 500
Miami Beach, FL 33139 USA
T   1 305 531 4005
F   1 305 673 8631

Star Quality Model & Talent Management
2601 NW Fifth Avenue, Suite 3
Miami, FL 33127 USA
T   1 305 371 4446
F   1 305 371 4448

Stellar Model & Talent
407 Lincoln Road, Suite 2-K
Miami Beach, FL 33139 USA
T   1 305 672 2217
F   1 305 672 2365

Ultra Model Management
1688 Meridian Avenue, Suite 400
Miami Beach, FL 33139 USA
T   1 305 538 5445
F   1 305 538 7386

VISTA MODELS INC
6910 Rue Notre Dame
Miami Beach, FL 33139 USA
Contact: Paul Palmero
FL LIC TA#694
T   1 305 861 5273
F   1 305 861 5301
W   www.vistamodelsinc.com

WILHELMINA • MIAMI
927 Lincoln Road, Suite 200
Miami Beach, FL 33139 USA
T   1 305 672 9344 Women
T   1 305 674 7203 Men
T   1 305 531 5475 Kids
T   1 305 674 7206 Media
T   1 305 674 7206 Lifestyle
F   1 305 531 8214
F   1 305 531 8214

WORLD OF KIDS
1460 Ocean Drive, Suite 205
Miami Beach, FL 33139 USA
Contact: Debbie Cozzo, Owner
Specializing in Children & Teens
& Kid's Stylists
T   1 305 672 5437
F   1 305 672 1989
W   www.worldofkidsagency.com
E   wokinc@bellsouth.net

NEW YORK 23 WATTS ST NY 10013 / 212 925 5100 F 212 925 5931 **MIAMI** 1688 MERIDIAN AVE # 800 MIAMI BEACH FL 33139 / 305 531 5100 F 305 531 7870 **LA** 8447 WILSHIRE BLVD #301 BEVERLY HILLS CA 90211 / 323 782 0010 F 323 782 0035 **MONTREAL** 3547 ST LAURENT STE 401 MONTREAL / T 514 288 9216 F 514 288 9043 **TORONTO** 110 SPADINA AVE STE 303 TORONTO M5V2K4 / T 416 603 4807 F 416 603 9891 **PARIS** 188 RUE DE RIVOLI 75001 / WOMEN 01 5345 1313 MEN 01 5345 1314 F 01 5345 1301 **LONDON** 175-179 ST JOHNS STREET LONDON / T 207 2519850 F 207 2519851 **SAO PAULO** RUA FUNCHAL 573 1 ANDAR SAO PAULO 04551 060 / 11 38465678 F 11 38497210 WWW.NEXTMODELMANAGEMENT.COM

Charmette Modeling Agency
53 Curtiss Parkway
Miami Springs, FL 33166 USA
T   1 305 883 8252
F   1 305 883 8122

PROTOCOL MODELS ON THE GULF
5037 Tamiami Trail E
Naples, FL 34113 USA
Contact: Geri Muck, Agent
FL LIC TA#607
T   1 941 417 8917 Talent
T   1 941 417 1200 Clients
F   1 941 417 1207
W   www.protocolmodels.com
E   protocolmodels@aol.com

MARY LOU'S MODEL MANAGEMENT INTERNATIONAL
P.O. Box 5127
Nevarre, FL 32566 USA
Contact: Mary Lou Nash, President
T   1 850 932 7330
F   1 850 939 4667
W   www.marylousmodels.com
E   mlmodels@aol.com

Premiere Model Management
502 Canal Street
New Smyrna Beach, FL 32168 USA
T   1 386 427 8829
F   1 386 427 6860

DK MANAGEMENT
3780 Tampa Road, Suite C6
Oldsmar, FL 34677 USA
Contact: Denise Ronecker, Owner
T   1 813 854 5491
F   1 813 854 4056
W   www.dkmanagement.com
E   dk.management@gte.net

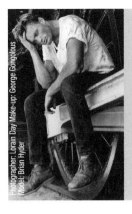

Photographer: Lorain Day Make-up: George Gongolous
Model: Brian Hyder

ORLANDO

BAILEY'S MODEL MANAGEMENT
2610 Corrine Drive
Orlando, FL 32803 USA
Contact: Greg Brown
T   1 407 894 1910
F   1 407 894 9939
W   www.baileysmodel.com
E   baileysmodels@aol.com

The Christensen Group
235 Coastline Road
Orlando, FL 32771 USA
T   1 407 302 2272
F   1 407 302 2285

The Diamond Agency
204 W Bay Avenue
Orlando, FL 32750 USA
T   1 407 830 4040
F   1 407 830 0021

Dimensions III
5205 S Orange Avenue
Orlando, FL 32809 USA
T   1 407 851 2575
F   1 407 851 0690

MODELSCOUT INC
651 Rugby Street
Orlando, FL 32804 USA
Contact: Ward Cottrell, Marley Ross
& Sanjay Ketty
T   1 407 420 5888
F   1 407 420 9447
W   www.modelscout.com

• • • • • • • • • • • • • • • • • •

BOOM MODEL & TALENT AGENCY
126 N 3rd Avenue
Safety Harbor, FL 33695 USA
Contact: Di Paulson, President
FL LIC TA#475
T   1 727 726 9544
T   1 727 726 9564
F   1 727 726 9614
W   www.boommodel.com
E   boommodel@aol.com
*See Ad This Section.

Suzi's International Models
5824 Bee Ridge Road, Suite 422
Sarasota, FL 34233 USA
T   1 941 377 1537
F   1 877 891 2186

STEPHANIE GIBBS MODELS / THE SURF BOARD
1365 South Patrick Drive
Satellite Beach, FL 32937 USA
Contact: Stephanie Gibbs Walker, President
T   1 321 777 9127
F   1 321 777 1512

LOUISE'S PEOPLE MODEL & TALENT AGENCY
863 13th Avenue North
St Petersberg, FL 33701 USA
Contact: Louise Rahle, President
T   1 727 823 7828
F   1 727 823 7904
E   lpmt@earthlink.net

Turnabout Talent Agency
333 SE Tressler Drive, Suite G
Stuart, FL 34994 USA
T   1 561 283 1449
F   1 561 283 1450

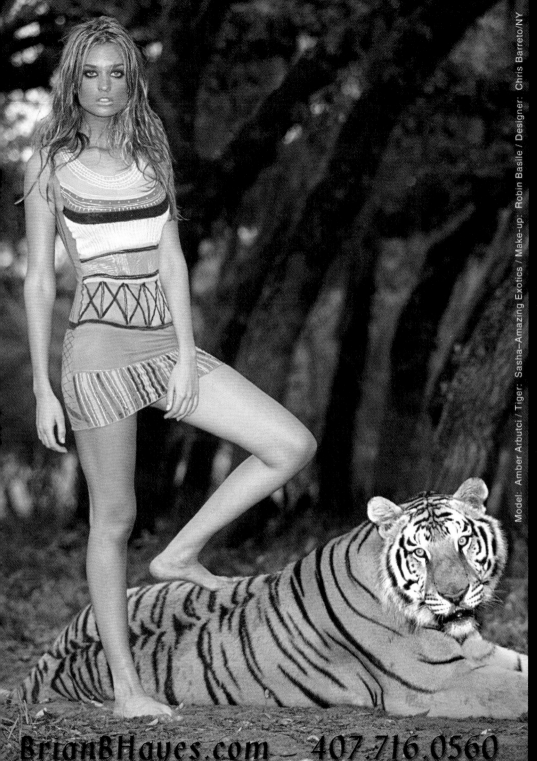

Khara's Set 5 Models & Talent
714 Glenview Road
Tallahassee, FL 32303 USA
T   1 850 224 8500

MARSHA DOLL MODELS & PROMOTIONS INC
   2131 Orleans Drive
   Tallahassee, FL 32308 USA
   Contact: Marsha Doll-Faulkenberry, President
   T   1 850 656 2600
   F   1 850 656 2600
   W   www.promogirl.com
   E   marshadoll@aol.com

   TAMPA

ALEXA MODEL & TALENT MANAGEMENT INC
   4100 West Kennedy, Suite 228
   Tampa, FL 33609 USA
   Contact: Susan Schwabinger
   T   1 813 289 8020
   F   1 813 286 8281
   W   www.alexamodels.com
   E   alexamodels@earthlink.net

BARBIZON / JMT MANAGEMENT
   4950 W Kennedy Boulevard, Suite 200
   Tampa, FL 33609 USA
   Contact: Dani Davis, Director
   T   1 800 330 8361
   T   1 813 282 1449 JMT
   F   1 813 282 3530

Benz
MODEL • TALENT
AGENCY

BENZ MODEL & TALENT AGENCY
   1320 E 6th Avenue, Ybor City
   Tampa, FL 33605 USA
   Contact: Steve Benz
   T   1 813 242 4400
   F   1 813 241 4500
   W   www.benzmodels.com

FIRST IMPRESSIONS INC
   41 Davis Boulevard
   Tampa, FL 33606 USA
   Contact: Joann Torretta, Owner/Director
   Members of Assn. of Image Consultant Int'l •
   The Fashion Group
   T   1 813 251 1008
   F   1 813 251 3384
   W   www.modelnow.org
   E   TorrettaFI@aol.com

SHOWBIZ KIDZ! DEVELOPMENT CENTER
   4237 Henderson Boulevard
   Tampa, FL 33629 USA
   Contact: M. Susan Walls
   Consultation/Workshops for ages 4-17 Actors •
   Dancers • Singers • Print Models • Vocal Coaching
   • Pageant Preparation • Pilot Season-LA
   T   1 813 639 0922
   F   1 813 639 1164
   W   www.showbizkidz.org
   E   showbk@excite.com

• • • • • • • • • • • • • • • •

CHRISTI KNIGHT FASHION PRODUCTIONS
& TALENT AGENCY
   2044 14th Avenue, Suite 13
   Vero Beach, FL 32960 USA
   Contact: Christi Knight
   FL LIC TA#595
   T   1 561 978 7997
   F   1 561 569 1455
   W   www.christiknighttalent.com
   E   ckfp@usa.com

Sarah Parker Model & Talent
   410 Datura Street
   W Palm Beach, FL 33401 USA
   T   1 561 655 4400
   F   1 561 655 1222

The Hurt Agency
   400 N New York Avenue
   Winter Park, FL 32789 USA
   T   1 407 740 5700
   F   1 407 740 0929

Azuree Talent Agency Inc
   140 N Orlando Avenue, Suite 120
   Winter Park, FL 32789 USA
   T   1 407 629 5025
   F   1 407 629 0122

MODEL & TALENT AGENCIES

GEORGIA

ATLANTA

Arlene Wilson Model Management
887 W Marietta Street NW
Atlanta, GA 30318 USA
T   1 404 876 8555
F   1 404 876 9043

ABOUT FACES MODELS AND TALENT
3391 Peachtree Road, Suite 410
Atlanta, GA 30326 USA
Contact: Lesa Rummell La Force
or Lee Doherty, Directors
T   1 404 233 2006
F   1 404 237 2578
W   www.aboutfacesmt.com

ATLANTA MODELS & TALENT INC
2970 Peachtree Road NW, Suite 660
Atlanta, GA 30305 USA
Contact: Kathy Hardegree, President
SAG/AFTRA Franchised
T   1 404 261 9627
F   1 404 231 5410
E   atlmodels.talent@mindspring.com

ATLANTA'S YOUNG FACES INC
OOK MODEL MANAGEMENT
6075 Roswell Road NE, Suite 118
Atlanta, GA 30328 USA
Contact: Karen or Beverly
Children, Teens & Adults
T   1 404 255 3080
F   1 404 255 3173
W   www.atlantasyoungfaces.com
E   ayfmodels@earthlink.net

BABES 'N BEAUS
4757 Canton Road, Suite 107
Atlanta, GA 30066 USA
Contact: Linda D. Rutledge, Director
T   1 770 928 5832
F   1 770 928 4329
W   www.babesnbeaus.homestead.com

BARBIZON / GALAXY MODEL & TALENT
3340 Peachtree Road, Tower Walk
Atlanta, GA 30326 USA
Contact: Michael Bartolacci
T   1 404 261 7332
F   1 404 261 7362
W   www.modelingschools.com
E   agency@barbizonga.com

CLICK MODELS OF ATLANTA
79 Poplar Street, Suite B
Atlanta, GA 30303 USA
Contact: Brandon Lewis
T   1 404 688 9700
F   1 404 688 9705
E   ClickATL@bellsouth.net
***See Ad New York Section.**

DYSART MODELING/TALENT/CASTING
1005 Brookwood Valley Circle
Atlanta, GA 30309 USA
Contact: Evelyn Dysart
T   1 404 355 7705
F   1 404 355 6956
W   www.dysartagency.com
E   evelyn@dysartagency.com

ELITE MODEL MANAGEMENT
1708 Peachtree Street NW, Suite 210
Atlanta, GA 30309 USA
Contact: Lois Thogpen, Vice President
Victoria Duruh, Womens Board / Agency Director
Madeleine Aluri, New Faces / Runway
Daniel Christensen, Men's Board / Artist Division
T   1 404 872 7444
F   1 404 874 1526
W   www.eliteatlanta.com
E   elitemodels@eliteatlanta.com

THE GENESIS AGENCY INC
1465 Northside Drive, Suite 120
Atlanta, GA 30318 USA
Contact: Suzanne Lear / Christy Clark
T   1 404 350 9212
F   1 404 350 8617

Kiddin' Around / Real People Models & Talent
1479 Spring Street
Atlanta, GA 30309 USA
T   1 404 872 8582
F   1 404 872 8590

L'AGENCE
5901C Peachtree Dunwoody Road, Suite 60
Atlanta, GA 30328 USA
T   1 770 396 9015
T   1 770 396 7657 TV
F   1 770 391 0927

Madison Agency
426 Marietta Street NW, Suite 410
Atlanta, GA 30313 USA
T   1 678 302 8650
F   1 678 302 8654

>>

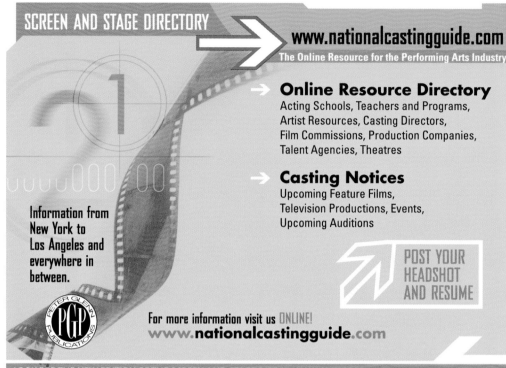

PEOPLE STORE
2004 Rockledge Road NE
Atlanta, GA 30324 USA
T   1 404 874 6448
W   www.peoplestore.net

TED BORDEN & ASSOCIATES INC
2434 Adina Drive NE
Atlanta, GA 30324 USA
Contact: Ted Borden, Director
T   1 404 266 0664
F   1 404 266 3466

THE TALENT GROUP / HOT SHOT KIDS
3300 Buckeye Road, Suite 405
Atlanta, GA 30341 USA
Contact: Joy Pervis, Brenda Pauley
or Nikki Tolbert
T   1 770 986 9600

TMA Talent Mgmt of Atlanta
1702 Dunwoody Place
Atlanta, GA 30324 USA
T   1 404 231 1778
F   1 404 814 1693

• • • • • • • • • • • • • • • • •

AUGUSTA

MICHELLE JAMES MODELING PRODUCTIONS
467 Highland Avenue
Augusta, GA 30909 USA
Contact: Sharon Speights
T   1 706 738 7707
W   www.michellejames.com
E   sspeight@michellejames.com

MODEL PRODUCTIONS MODEL & TALENT AGENCY
3604 Verandah Drive
Augusta, GA 30909 USA
Contact: Bill & Carolyn Waldbueser
T   1 706 731 9889
F   1 706 731 9890

• • • • • • • • • • • • • • • • •

MADEMOISELLE MODELS
 2901 University Avenue, Suite 16
 Columbus, GA 31907 USA
 Contact: Deborah L. Hatcher, Owner
 Host of the Worldwide Model Convention
 T   1 706 561 9449
 F   1 706 561 9741
 W   www.mademoisellemodels.com
 E   beamodel@aol.com

Burns Agency
 3800 Brettonwood Road
 Decatur, GA 30032 USA
 T   1 336 744 5037
 F   1 336 744 5039

Modeling Images
 2106 Chatou Place
 Kennesaw, GA 30152 USA
 T   1 770 919 8285
 F   1 770 975 9757

ATLANTA'S EDGE MODEL MANAGEMENT
 360 Killian Hill Road, Suite F-2
 Lilburn, GA 30047 USA
 Contact: Bobby Duerr / Charity Smith
 T   1 770 806 1223
 F   1 770 806 1932
 E   edgemodelmngt@mindspring.com

Lorren & Macy's Modeling School & Agency
 235 Riverbend Mall SW, Suite 235
 Rome, GA 30161 USA
 T   1 706 235 1175
 F   1 706 291 3740

GLYN KENNEDY AGENCY
 975 Hunterhill Drive
 Roswell, GA 30075 USA
 Contact: Darlene McCrary, Head Booker
 T   1 678 461 4444
 F   1 678 461 4422
 E   glynkennedy@msn.com

MILLIE LEWIS / MERRITT MODEL MANAGEMENT
 7011 Hodgson Memorial Drive
 Savannah, GA 31406 USA
 Contact: Robert Merritt
 T   1 912 354 9525
 F   1 912 353 9146
 E   merrittmodels@aol.com

TALENT SOURCE
 107 East Hall Street
 Savannah, GA 31401 USA
 Contact: Michael Shortt, President
 T   1 912 232 9390
 F   1 912 232 8213
 W   www.talentsource.com
 E   michael@talentsource.com

MODEL & TALENT AGENCIES
HAWAII

JJ Modeling Agency & Productions
 98-021 JJP Lane/OFF Highway, 2nd Floor
 Aiea, Oahu, HI 96701 USA
 T   1 808 486 1656
 F   1 808 486 1657

ADR MODEL & TALENT AGENCY
 419 Waiakamilo Road, Suite 204
 Honolulu, HI 96817 USA
 Contact: Ryan K. Brown, President
 T   1 808 842 1313
 F   1 808 842 1186
 W   www.adragency.com
 E   info@adragency.com

E.L. MODELS INTERNATIONAL
 60 N Beretania Street, Suite 2802
 Honolulu, HI 96817-4761 USA
 Contact: Emily Lopez
 T   1 808 550 2656
 F   1 808 550 2803
 W   www.elmodels.com
 E   elmodels@elmodels.com

Kathy Muller Talent & Modeling Agency
 619 Kapahulu Avenue, PH
 Honolulu, HI 96815 USA
 T   1 808 737 7917
 F   1 808 734 3026

MORE MODELS & TALENT
 1311 Kapiolani Blvd, Suite 605
 Honolulu, HI 96814 USA
 Contact: Sri or Ruz
 T   1 808 596 7717
 F   1 808 596 7718
 W   www.moremodelshawaii.com
 E   moremodl@lava.net
 *See Ad This Section.

≫≫

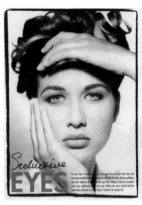
Premier Models & Talent
1441 Kapiolani Boulevard, Suite 1205
Honolulu, HI 96814 USA
T   1 808 955 6511
F   1 808 955 9385

Ruth Woodhall Talent Agency
411 Hobron Lane, Suite 3306
Honolulu, HI 96815 USA
T   1 808 947 3307
F   1 808 947 3307

Susan Page's Modeling & Talent
1441 Kapiolani Boulevard, Suite 1206
Honolulu, HI 96814 USA
T   1 808 955 2271
F   1 808 955 9385

V TALENT & MODEL MANAGEMENT
904 Kohou Street, Suite 303
Honolulu, HI 96817 USA
Contact: Vilma Cafirma Tucay, President
SAG Franchised
T   1 808 842 0881
T   1 888 55V 6483
F   1 808 848 0991
W   www.vtalentmgmt.com
E   vtalent@hawaii.rr.com

CHAMELEON TALENT AGENCY
P.O. Box 959
Kihei, HI 96753 USA
Contact: Cynthia Clark, President
T   1 808 879 7817
F   1 808 875 9197
W   www.chameleontalent.com
E   talent@aloha.net

CIA MODELS MANAGEMENT & PRODUCTIONS
41-846 Laumilo Street
Waimanalo, HI 96795 USA
Contact: Kim Medeiros, President
T   1 808 259 7914
F   1 808 259 8913
E   ciahawaii@mac.com

MODEL & TALENT AGENCIES
IDAHO

Blanche B Evans School/Agency International
4311 Audubon Place, Suite 206
Boise, ID 83705 USA
T   1 208 344 5380
F   1 208 344 5380

METCALF MODELING & TALENT AGENCY
1851 S Century Way, Suite 3
Boise, ID 83709 USA
Contact: Bonnie Metcalf / Brian Bair
T   1 208 378 8777
T   1 208 377 1603   Productions
T   1 208 378 8838   Women
T   1 208 322 7395   Men
F   1 208 327 0653
E   info@metcalfagency.com

DKMT
477 Shoup Avenue, Suite 207
Idaho Falls, ID 83402 USA
Contact: Danielle Kingston, President
T   1 208 542 5167
F   1 208 528 0155
W   www.dkmtentertainment.com
E   dkmt@srv.net

ARia

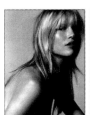 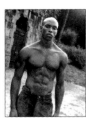 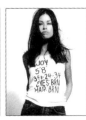 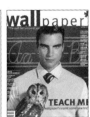

FASHION PRINT/RUNWAY   TV/FILM, ARTISTS   COMMERCIAL PRINT

Aria Model and Talent Management   1017 W. Washington Suite 2c Chicago IL 60607

p 312 243.9400   f 312 243.9020   Owners: David Kronfeld, Mary Boncher and Marie Anderson

MODEL & TALENT AGENCIES

ILLINOIS

CHICAGO

Ambassador Talent Agents Inc
333 North Michigan Avenue, Suite 910
Chicago, IL 60601 USA
T   1 312 641 3491
F   1 312 641 3773

ARIA MODEL & TALENT MANAGEMENT LLC
1017 W Washington, Suite 2C
Chicago, IL 60607 USA
T   1 312 243 9400
F   1 312 243 9020
W   www.ariamodel.com
***See Ad This Section.**

Arlene Wilson Model Management
430 W Erie Street
Chicago, IL 60610 USA
T   1 312 573 0200
F   1 312 573 0046

ASAP MODELS/TALENT PROMOTION LTD
P.O. Box 408080
Chicago, IL 60640 USA
Contact: Barre Lerner
Promotions, Trade Shows, Runway,
Film, Print, Conventions
T   1 773 755 0000
F   1 773 348 2923
E   ASAPMDLPR@msn.com

BAKER & ROWLEY TALENT AGENCY INC
1327 West Washington Blvd, Suite 5C
Chicago, IL 30607 USA
Contact: Diane Rowley, Director
T   1 312 850 4700
F   1 312 850 4300
E   rowleytalent@sprintmail.com

BEST FACES OF CHICAGO
1152 North La Salle, Suite F
Chicago, IL 60610 USA
Contact: Judy Mudd, Owner
T   1 312 944 3009
F   1 312 944 7006
W   www.bestfacesofchicago.com
E   bestfaceschicago@aol.com

≫≫

ILLINOIS MODEL & TALENT AGENCIES>

BIG MOUTH TALENT
935 West Chestnut, Suite 415
Chicago, IL 60622 USA
Contact: Brooke Tonneman, Owner
T   1 312 421 4400
F   1 312 421 4403
W   www.bigmouthtalent.com

BMG WORLDWIDE MODEL MANAGEMENT
314 W Institute Place, Loft 2W
Chicago, IL 60610 USA
Contact: Gregory Brown, President
T   1 312 664 1516
F   1 312 664 1558
W   www.bmgmodels.com
E   bmgworldwide@aol.com

CLASSIC MODEL AND TALENT MANAGEMENT
225 W Washington, Suite 2200
Chicago, IL 60606 USA
Contact: Ruth Winig, Vice President
T   1 312 419 7192
F   1 312 419 7151
W   www.classicagency.com
E   info@classicagency.com
*See Ad Under New York Section.

ELITE MODEL MANAGEMENT
58 West Huron
Chicago, IL 60610 USA
TV/Film Affiliate: Stewart Talent
T   1 312 943 3226
F   1 312 943 2590
W   www.elitechicago.com
E   elitemodels@elitechicago.com

Emila Lorence Ltd
325 W Huron Street
Chicago, IL 60610 USA
T   1 312 787 2033
F   1 312 787 5239

ENCORE TALENT AGENCY
700 N Sacramento Blvd, Suite 2B East
Chicago, IL 60612 USA
Contact: Susan Acuna
T   1 773 638 7300
F   1 773 638 6770
E   encoretalentagency@yahoo.com

EVENTPRO STRATEGIES INC / EPS PRODUCTIONS
2930 North Sheridan Road, Suite 811
Chicago, IL 60657 USA
Contact: Jessica Browder / Kit Goldby
Nationwide hand-picked, high-profile talent
T   1 866 ONLY EPS
F   1 425 944 2943
W   www.EventProStrategies.com
E   Jessica@EventProStrategies.com

FORD MODELS • CHICAGO
641 W Lake Street, Suite 402
Chicago, IL 60661 USA
T   1 312 707 9000
F   1 312 707 8515
*See Ad Under New York Section.

Geddes Agency
1633 N Halsted Street
Chicago, IL 60614 USA
T   1 312 787 8333
F   1 312 787 6677

HYPE MODEL MANAGEMENT
954 W Washington
Chicago, IL 60607 USA
Contact: Bruno Abate
T   1 312 243 8547
F   1 312 243 8571
W   www.hypemodel.com
E   hypemodels@aol.com

Lily's Talent Agency
1301 West Washington, Suite B
Chicago, IL 60607 USA
T   1 312 601 2345
F   1 312 792 0939

Karen Stavins Enterprises & Corp Presenters
303 E Wacker Drive, Concourse Level
Chicago, IL 60601 USA
T   1 312 938 1140
F   1 312 938 1142

MODELS UNLIMITED
415 N LaSalle Street, Suite 202
Chicago, IL 60610 USA
Contact: Kathy Klages, Owner
T   1 312 329 1001
F   1 312 329 2003
E   kmodelsunlimited@aol.com

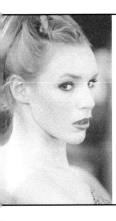

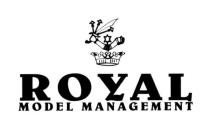

ROYAL
MODEL MANAGEMENT

1051 Perimeter Drive, Schaumburg, IL 60173
T. 847.240.4215   F. 847.240.4212

Nouvelle Talent Management
P.O. Box 578100
Chicago, IL 60657 8100 USA
T   1 312 944 1133
F   1 312 944 2298

Salazar & Navas Inc
760 N Ogden Avenue, Suite 2200
Chicago, IL 60622 USA
T   1 312 666 1677
F   1 312 666 1681

Shirley Hamilton Inc
333 E Ontairo, Suite 302B
Chicago, IL 60611 USA
T   1 312 787 4700
F   1 312 787 8456

STEWART TALENT
58 W Huron Street
Chicago, IL 60610 USA
T   1 312 943 3131
F   1 312 943 5107
W   www.stewarttalent.com

Talent Group Inc
1228 W Wilson Avenue
Chicago, IL 60640 USA
T   1 773 561 8814
F   1 773 728 5896

Joy Dickens Productions
9236 N Springfield
Evanston, IL 60203 USA
T   1 847 677 2643
F   1 847 677 2654

Norman Schucart Enterprises
1417 Green Bay Road
Highland Pk, IL 60035 USA
T   1 847 433 1113
F   1 847 433 1113

SHAWNEE STUDIOS INC
MODEL & TALENT MANAGEMENT
102 W Main Street
Mt Olive, IL 62069 USA
Contact: Shawnee, Agent
or Toby, New Faces
T   1 217 999 2522
TF   1 877 675 9755 Out of State 800#
F   1 217 999 2214
W   www.shawneestudios.com
E   newfaces@shawneestudios.com

McBlaine & Associates
805 W Touhy Avenue
Park Ridge, IL 60068 USA
T   1 847 823 9763
F   1 847 823 1253

≫

Barbizon
1051 Perimeter Drive, Suite 950
Schaumburg, IL 60173 USA
T   1 847 240 4200
F   1 847 240 4212

ROYAL MODEL MANAGEMENT
1051 Perimeter Drive
Schaumburg, IL 60173 USA
Contact: Anne Emmrich, Director
T   1 847 240 4215
F   1 847 240 4212
***See Ad This Section.**

CLAIRE MODEL & TALENT
P.O. Box 1028
Wheeling, IL 60090 USA
Contact: Clarice Rosenstock
T   1 847 459 4242
F   1 847 459 0001
E   clarmdl@aol.com

MODEL & TALENT AGENCIES
INDIANA

SUPER! MODELS INTERNATIONAL
14420 Cherry Tree Road
Carmel, IN 46033 USA
Contact: Jessy Henderson / Ro Pettiner
T   1 317 846 4321

Charmaine School & Model Agency
3538 Stellhorn Road
Ft Wayne, IN 46815 USA
T   1 219 485 8421
F   1 219 485 1873

AAA Modeling Agency
11777 Park Lane North
Granger, IN 46530 USA
T   1 219 247 9052
F   1 219 247 9067

Evelyn Lahaie Modeling
P.O. Box 614
Hobart, IN 46342-0614 USA
T   1 219 942 4670
F   1 219 733 2318

ACT 1 AGENCY
6100 North Keystone Avenue
Indianapolis, IN 46220 USA
Contact: Audrey Stiegman / Bridget Hoffman
T   1 317 255 3100

Helen Wells Agency
401 Pennsylvania Parkway, Suite 101
Indianapolis, IN 46280 USA
T   1 317 843 5363
F   1 317 843 5364

ON TRACK MODELING INC
77 S Girlschool Road, Suite 105
Indianapolis, IN 46231 USA
Contact: Shawna Beers
T   1 317 381 9384
F   1 317 381 9386
W   www.ontrackmodeling.com
***See Ad This Section.**

MODEL & TALENT AGENCIES
IOWA

Model Consultants
2625 SE 18th Street
Des Moines, IA 50320 USA
T   1 515 244 5500

Universal Model & Talent Management
10095 Hickman Court, Suite 3
Des Moines, IA 50325 USA
T   1 515 278 5432
F   1 515 278 6622

CORRINE SHOVER MODELING SCHOOL,
AGENCY & MARKETING
326 North Walnut
Monticello, IA 52310 USA
Contact: Corinne Shover
T   1 319 465 5507
F   1 319 465 5507

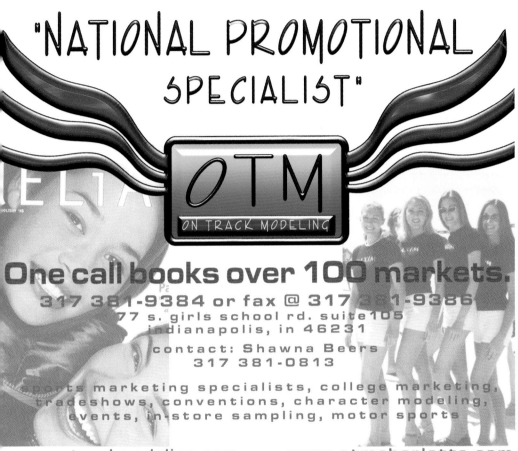
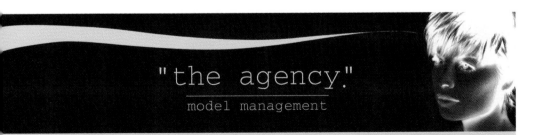

MODEL & TALENT AGENCIES
KANSAS

CAREER IMAGES MODEL & TALENT AGENCY
8519 Lathrop Avenue
Kansas City, KS 66109 USA
Contact: Raymond La Pietra, Owner
T   1 913 334 2200
F   1 913 334 1990
W   www.careerimages.com
E   modelman@careerimages.com

IMAGE DEVELOPMENT GROUP
10967 Gillette Street
Overland Park, KS 66210 USA
Contact: Debra Fox
T   1 913 317 8141
TF   1 888 262 6368
F   1 913 317 8149
W   www.imagedevelopmentgroup.com
E   dfox@imagedevelopmentgroup.com

HOFFMAN INTERNATIONAL
6705 W 91st Street
Overland Park, KS 66212 USA
Contact: Kim Hoffman, President
AFTRA
T   1 913 642 9212
F   1 913 642 9229
W   www.hoffmanmodels.com
E   info@hoffmanmodels.com
*See Ad Under Missouri Section

Jackson Artists Corporation
7251 Lowell Drive, Suite 200
Overland Park, KS 66204 USA
T   1 913 384 6688
F   1 913 384 5353

FOCUS MODEL TALENT MANAGEMENT
155 N Market, Suite 140
Wichita, KS 67202 USA
Contact: Maxine Gray, Owner
T   1 316 264 3100
F   1 316 264 3100
W   www.focusmtm.com
E   focusmtm@hotmail.com

Models And Images/Talent
1619 North Rock Road, Suite E
Wichita, KS 67206 USA
T   1 316 634 2777
F   1 316 634 0121

MODEL & TALENT AGENCIES
KENTUCKY

Alix Adams Agency
9813 Merioneth Drive
Jeffersontown, KY 40299 USA
T   1 502 266 6990
F   1 502 266 7228

EN VOGUE MODEL & TALENT AGENCY INC
1300 New Circle Road, Suite 112
Lexington, KY 40505 USA
Contact: Sarah Bennett Khan
T   1 859 254 4582
F   1 859 254 1137

IMAGES MODEL AGENCY
163 E Reynolds Road
Lexington, KY 40517 USA
Contact: Janie Olmstead Head, Owner
T   1 859 273 2301
F   1 859 271 3293
W   www.imagesmodelagency.com
E   info@imagesmodelagency.com

COSMO MODEL & TALENT
7410 Lagrange Road, Suite 204
Louisville, KY 40222 USA
Contact: Dona Downing, Owner
T   1 502 425 8000
F   1 502 426 2142
W   www.cosmomodelsandtalent.com

MJK STUDIO / MODEL & TALENT AGENCY
414 Baxter Avenue, Studio 101
Louisville, KY 40204 USA
Contact: Chris Kaufman, Owner/Director
T   1 502 585 4152
F   1 502 589 5502
W   www.mjkmodels.com
E   mjkmodels@mindspring.com

DIAMOND MODEL & TALENT AGENCY
1195A South Main Street
Madisonville, KY 42431 USA
Contact: Penny Giardinella, Director
T   1 270 821 0600
F   1 270 821 0660
W   www.diamondmodels.com
E   diamond@diamondmodels.com

AMERICA'S TOP MODELS
  58 Public Square
  Somerset, KY 42501 USA
  Contact: Angela Tyree
  T   1 606 451 1778
  F   1 606 451 8299
  W   www.americastopmodels.com
  E   artyree@hotmail.com

MODEL & TALENT AGENCIES
LOUISIANA

EXPOSURE ENTERTAINMENT INC
  1037 Tamari Drive
  Baton Louge, LA 70815 USA
  Contact: Theresa Perkins
  T   1 225 272 0925
  F   1 225 272 0997

OPEN RANGE MANAGEMENT INC
  9185 Wynnewood Street
  Baton Rouge, LA 70815 USA
  Contact: Brenda Netzberger, President
  T   1 225 216 2424
  F   1 225 926 9515
  W   www.openrangemgmt.com
  E   openrange@bellsouth.net

STAGE 2000 MODEL & TALENT CENTER
  8133 Royalwood Drive
  Baton Rouge, LA 70806 USA
  Contact: Ron Randell, Director
  T   1 225 216 9195
  F   1 225 927 1644
  W   www.stage2000.net
  E   ron@stage2000.net

John Casablancas Model & Career Center
  880 West Commerce Road, Suite 103
  Harahan, LA 70123 USA
  T   1 504 818 1000
  F   1 504 734 8723

MTP/Model & Talent Plus
  880 West Commerce Road, Suite 103
  Harahan, LA 70123 USA
  T   1 504 818 1800
  F   1 504 734 8723

Aboutfaces Model & Talent Management
  423 Jefferson Street, P.O. Box 92243
  Lafayette, LA 70501 USA
  T   1 337 235 3223
  F   1 337 235 3111

IMAGES MODEL & TALENT AGENCY
  200 Polk Street, Suite 101
  Lafayette, LA 70501 USA
  Contact: Simone Steen, President
  T   1 337 291 2913
  F   1 337 291 2973
  E   511images@bellsouth.net

Glamour Modeling & Talent
  P.O. Box 1526
  Meraux, LA 70075-1526 USA
  T   1 504 279 7313
  F   1 504 279 7313

NEW ORLEANS

ABA CONVENTION MODELS
  4518 Magazine Street
  New Orleans, LA 70115 USA
  T   1 504 895 2000
  F   1 504 891 7177
  W   www.abausa.com
  E   info@abausa.com

ABOUTFACES MODEL & TALENT MANAGEMENT
  929 Julia Street, 2nd Floor
  New Orleans, LA 70113 USA
  Contact: Tracey Dundas
  T   1 504 522 3030
  T   1 318 235 3223 Lafayette Office
  T   1 800 504 7080 Voice Mail
  F   1 504 522 0850
  W   www.aboutfacesmtm.com
  E   aboutfacesmtm@aol.com

FAMEAGENCY.COM INC
  4004 Magazine Street
  New Orleans, LA 70115 USA
  Contact: Lee MacKenzie
  FULL SERVICE MODEL & TALENT AGENCY
  T   1 800 458 9112
  T   1 504 891 2001
  F   1 504 891 7177
  W   www.fameagency.com
  E   info@fameagency.com

DEL CORRAL MODEL & TALENT AGENCY INC
  The Talent Centre, 130 S Telemachus
  New Orleans, LA 70119 USA
  Contact: Kenneth del Corral, President
  T   1 504 486 6335
  F   1 504 486 3020
  W   www.delcorraltalent.com
  W   www.angelfire.com/la/delcorral/index.html
  E   Agencyl@aol.com

>>

METRO MODEL & TALENT MANAGEMENT
201 St. Charles Avenue, Suite 2587
New Orleans LA 70170 USA
Contact: Andrew Castro / Bryan Metoyer
T   1 504 897 6686
F   1 504 891 0826
E   Metromtm@aol.com

MODEL MASTERS INC
P.O. Box 820134
New Orleans, LA 70182-0134 USA
Contact: Valarie Joyner, Agency Director
T   1 504 288 3315
F   1 504 283 6190
W   www.modelmastersinc.com
E   info@modelmastersinc.com

New Orleans Model/Talent Agency
1347 Magazine Street
New Orleans, LA 70130 USA
T   1 504 525 0100
F   1 504 525 6621

VICTOR'S INTERNATIONAL
MODEL & TALENT MANAGEMENT
618 North Carrollton Avenue
New Orleans, LA 70119 USA
Contact: Victor Schmitt, President
T   1 504 484 7255
F   1 504 484 7293
E   vicintl@bellsouth.net

• • • • • • • • • • • • • • • • •

MICHAEL TURNEY AGENCY
1805 Line Avenue
Shreveport, LA 71101 USA
Contact: Michael Turney
T   1 318 221 2628
F   1 318 226 0971

MODEL & TALENT AGENCIES
MAINE

Maine Talent Source
Point Road, Box 814A
Belgrade, ME 04917 USA
T   1 207 495 2143
F   1 207 495 2446

MODEL & TALENT AGENCIES
MARYLAND

BALTIMORE

NOVA MODELS INC
2120 N Charles Street
Baltimore, MD 21218 USA
Contact: Christian David / Michael Evans
T   1 410 752 6682
F   1 410 752 5053
E   novamodelscdmpe@aol.com
***See Ad This Section.**

SMTM • Scappatori Model & Talent Management
6600 York Road, Suite 105
Baltimore, MD 21212-2027 USA
T   1 800 451 5813
F   1 800 236 7071

TAYLOR ROYALL INC
2308 South Road
Baltimore, MD 21209 USA
T   1 410 466 1388
F   1 410 466 3600
E   proyall@aol.com

• • • • • • • • • • • • • • • •

KING PRODUCTIONS MODEL & TALENT AGENCY
8900 Edgeworth Drive
Capitol Heights, MD 20743 USA
Contact: Ida Kingsberry, President
T   1 301 350 9778
F   1 301 350 1852
W   www.KingProd.com
E   ikingsbe@msn.com

KIDS INTERNATIONAL TALENT AGENCY
938 East Swan Creek Road, Suite 152
Ft Washington, MD 20744 USA
Contact: Barbara Love / Samuel Love
T   1 301 292 6094
E   kitalent99@aol.com

THE BULLOCK AGENCY
5200 Baltimore Avenue, Suite 102
Hyattsville, MD 20781 USA
T   1 301 209 9598
F   1 301 324 1451
E   brian@thebullockagency.com

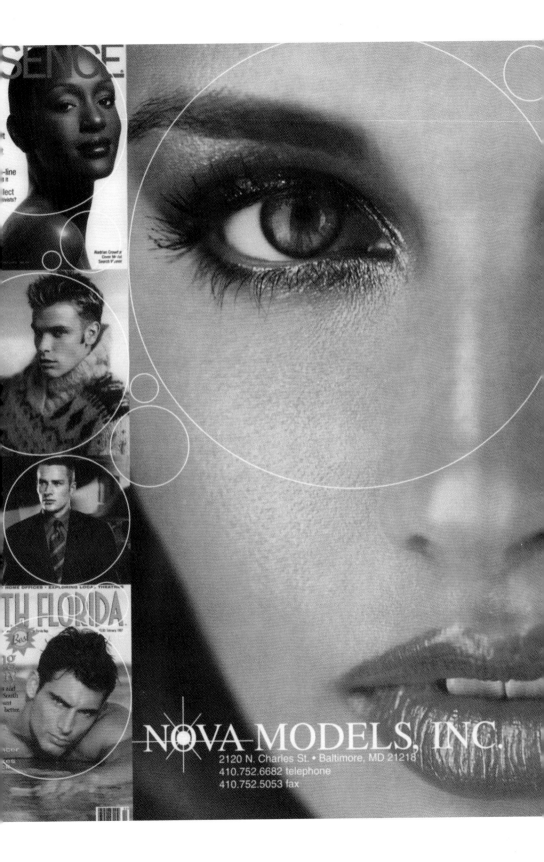

I'M OUTTA HERE ENTERTAINMENT
1300 Mercantile Lane, Suite 100-D
Largo, MD 20774 USA
Contact: Jeannie Jones
T   1 301 386 7886
F   1 301 386 7885
E   ImOuttaHereEnt@aol.com

ANNAPOLIS AGENCY / KIDZ IN THE BIZ INC
71 Mettspa Drive
Severna Park, MD 21146 USA
Contact: Kevin Allen, Booker
T   1 410 647 4600
F   1 410 647 5313
W   www.kidzinthebiz.com
W   www.kidsinthebiz.net

MODEL & TALENT AGENCIES
MASSACHUSETTS

BOSTON

BARBIZON MODEL & TALENT AGENCY
607 Boylston Street
Boston, MA 02116 USA
Contact: Claire Williams
T   1 617 266 6980
F   1 617 266 6092

Boston Casting
JFK, P.O. Box 9067
Boston, MA 02114 USA
T   1 617 437 6600
F   1 617 437 6677

CLICK MODELS OF BOSTON INC
125 Newbury Street, Suite 5A
Boston, MA 02116 USA
Contact: Jenna Bates
T   1 617 266 1100
F   1 617 437 6214
E   ClickModelsBost@hotmail.com
*See Ad Under New York Section.

Copley Seven / Jo Model Mgmt
P.O. Box 535
Boston, MA 02117 USA
T   1 617 267 4444
F   1 617 423 3036

FORD MANAGEMENT GROUP
297 Newbury Street
Boston, MA 02115 USA
Contact: Candy Ford
Men, Women, Kids, Print, Runway, Promo
T   1 617 266 6939
F   1 617 266 4330
W   www.candyford.com
E   candy@candyford.com

DYNASTY INTERNATIONAL
MODEL & TALENT AGENCY INC
207 Newbury Street
Boston, MA 02116 USA
Contact: Ginger & Joe Freeman, Directors
T   1 617 536 7900
F   1 617 536 7728
W   www.dynastymodels.com
E   dyn@dynastymodels.com

IMAGE MAKERS
77 Franklin Street, 3rd Floor
Boston, MA 02110 USA
Contact: Suzanne Crosby
T   1 617 482 3622
F   1 617 482 3624
W   www.imagemakersmodels.com
E   suzanne@imagemakersmodels.com

John Robert Powers
125 Broad Street
Boston, MA 02110 USA
T   1 617 946 0508
F   1 617 946 2903

MAGGIE INC
35 Newbury Street
Boston, MA 02116 USA
Contact: Maggie
T   1 617 536 2639
F   1 617 536 0651
E   maggiecorp@aol.com

MODEL CLUB INC CHILDREN
115 Newbury Street, 2nd Floor
Boston, MA 02116 USA
Contact: Ed Sliney
Call for Agency Book
Will Overnight Express Immediately.
T   1 617 247 9020
F   1 617 247 9262
W   www.modelclubinc.com
E   modelclubinc@cybercom.net

The Models Group
374 Congress Street, Suite 305
Boston, MA 02210 USA
T   1 617 426 4711
F   1 617 426 6096

• • • • • • • • • • • • • • • • •

Agency Royale Modeling
65 Clinton Street, 3rd Floor
Malden, MA 02148 USA
T   1 781 397 0993
F   1 781 324 4875

MTM • MODEL & TALENT MANAGEMENT
1 Gateway Center, Suite 180
Newton, MA 02458 USA
Contact: Amy Lampinen
T   1 617 969 3555
F   1 617 969 4582
Mailing: P.O. Box 600646,
Newtonville, MA 02460-0646

Studio One Casting Service
P.O. Box 580
Rehoboth, MA 02769
T   1 508 336 8247
F   1 508 336 7832

Boston Agency for Children
380 Broadway
Somerville, MA 02145 USA
T   1 617 666 0900
F   1 617 623 2581

The Cameo Agency/Cameo Kids
49 River Street, Suite 1
Waltham, MA 02453-8345 USA
T   1 781 647 8300
F   1 781 647 8303

John Robert Powers
390 Main Street
Worcester, MA 01608 USA
T   1 508 753 6343
F   1 508 791 0331

MODEL & TALENT AGENCIES
MICHIGAN

The Talent Shop
30100 Telegraph Road, Suite 116
Bingham Farms, MI 48025 USA
T   1 248 644 4877
F   1 248 644 0331

PRODUCTIONS PLUS
30600 Telegraph Road, Suite 2156
Birmingham, MI 48025 USA
Contact: Margery Krevsky, President
DJ Wallace, Director / Special Events
MJ Burbs, Director / Client Development
International & National Talent & Casting
T   1 248 644 5566
F   1 248 644 6072
W   www.productions-plus.com
E   m_krevsky@productions-plus.com
E   dj@productions-plus.com

John Casablancas/MTM
45185 Joy Road, Suite 101
Canton, MI 48187 USA
T   1 734 455 0700
F   1 734 455 2156

SHORTDWARF.COM
1295 Stoll Road
Dewitt, MI 48820-8646 USA
Contact: Chuck Hart, Agent
T   1 517 371 2225
F   1 775 521 7001
W   www.shortdwarf.com
E   talent@shortdwarf.com

Mannequin Model Agency & School
19148 Ten Mile Road
Eastpointe, MI 48021 USA
T   1 800 635 6335
F   1 810 775 4750

≫≫

TRAQUE INTERNATIONAL
MODEL MANAGEMENT INC
22720 Woodward Avenue, Suite 201
Ferndale, MI 48220 USA
Contact: Lynn Clark-Geiner, President
T   1 248 542 6355
F   1 248 542 6887
E   traquemgmt@aol.com

Avante Model & Talent Agency & School
G-3490 Miller Road, Suite 15
Flint, MI 48507 USA
T   1 810 732 2233
F   1 810 732 1010

DIVINE MODELS & TALENT INC
7 Ionia South West, Suite 320
Grand Rapids, MI 49503 USA
Contact: Coleen Downey, Agency Director
T   1 616 774 9906
F   1 616 774 9907
E   divineiwc@prodigy.net

Unique Models & Talent
2180 44th Street, Suite 204
Grand Rapids, MI 49508 USA
T   1 616 827 8420
F   1 616 827 8424

Adams' Pro Modeling School
2722 East Michigan Avenue, Suite 205
Lansing, MI 48912-4000 USA
T   1 517 482 4600
F   1 517 482 2185

CLASS Modeling & Talent Agency
2722 East Michigan Avenue, Suite 205
Lansing, MI 48912-4000 USA
T   1 517 482 1833
F   1 517 482 2185

MCLANE MODELS
422 Elmwood, Suite 18
Lansing, MI 48917 USA
Contact: Lincoln & Marilyn McLane
T   1 517 321 2479
F   1 517 321 2479
W   www.mclanemodels.com
E   mclane@mclanemodels.com

The Casting Group
4830 N Parma Road
Parma, MI 49269 USA
T   1 517 531 5250
F   1 517 531 4416

SOUTHFIELD

AERO MODEL MANAGEMENT
17515 W 9 Mile, Suite 100
Southfield, MI 48075 USA
Contact: Sheryl Stokes
T   1 248 483 3566
F   1 248 483 3566

AFFILIATED GROUP
21301 Civic Center Drive
Southfield, MI 48076 USA
Contact: Cathy Schilinski
T   1 248 244 8770
F   1 248 244 8731
W   www.affiliatedgroup.com
E   ginah@affiliatedgroup.com

GAIL & RICE MODELING AGENCY
21301 Civic Center Drive
Southfield, MI 48076 USA
Contact: Jena Tabaka
T   1 248 799 5053
F   1 248 799 5001
W   www.gail-rice.com
E   jtabaka@gail-rice.com

THE I GROUP MODEL & TALENT MANAGEMENT
29540 Southfield Road, Suite 200
Southfield, MI 48076 USA
Contact: Phillip DiMambro, Owner/Director
SAG/AFTRA
T   1 248 552 8842
F   1 248 552 9866
W   www.theigroup.com
E   igroup@kennon.com

John Robert Powers
26500 Northwestern, Suite 330
Southfield, MI 48076 USA
T   1 248 352 1234
F   1 248 352 2047

Powers Model & Talent Agency
26500 Northwestern, Suite 330
Southfield, MI 48076 USA
T   1 248 352 2098
F   1 248 352 2047

• • • • • • • • • • • • • • • •

John Casablancas/MTM
40840 Van Dyke Avenue
Sterling Heights, MI 48313 USA
T   1 810 795 9800
F   1 810 795 9834

MODEL & TALENT AGENCIES
MINNESOTA

ESTHER MODELING & TALENT
38382 Dove Street
Aitkin, MN 56431 USA
Contact: Jaudette Marie, Director/Owner
T   1 218 927 5690
F   1 218 927 5690
E   esther@aitkin.com

John Casablancas/MTM
8200 Humbolt Avenue S, Suite 101
Bloomington, MN 55431 USA
T   1 612 948 9000
F   1 612 948 1800

La Terese' Image Consulting
& Modeling School/Agency
9811 54th Street
Clear Lake, MN 55319 USA
T   1 320 743 4200
F   1 320 743 3257

MINNEAPOLIS

Caryn International Model Training Center
6651 Highway, #7
Minneapolis, MN 55426 USA
T   1 612 915 9132
F   1 612 915 9181

CARYN MODEL & TALENT AGENCY
100 N 6th Street, Suite 270B
Minneapolis, MN 55403 USA
Contact: Cindy Burke
SAG / AFTRA Franchised
T   1 612 349 3600
F   1 612 336 4445
W   www.carynmodels.com

KIMBERLY FRANSON AGENCY
Hyatt Regency Complex,
1300 Nicollet Mall, Suite 220C
Minneapolis, MN 55403 USA
Contact: Kimberly Franson
T   1 612 386 4252
F   1 612 338 1411
W   www.kimberlyfranson.com
E   kfa@kimberlyfranson.com

Meredith Model & Talent Agency
800 Washington Avenue North
Minneapolis, MN 55401 USA
T   1 612 340 9555
F   1 612 340 9533

MOORE CREATIVE TALENT INC
1610 W Lake Street
Minneapolis, MN 55408 USA
Contact: Andrea Hjelm
SAG / AFTRA / AEA Franchised
T   1 612 827 3823
F   1 612 827 5345
E   Available On Request

New Faces Models & Talent
6301 Wayzata Boulevard
Minneapolis, MN 55416 USA
T   1 763 544 8668

VISION MODEL MANAGEMENT
27 North 4th Street, Studio 302
Minneapolis, MN 55401 USA
Contact: Nathan Yungerberg
T   1 612 359 0828
F   1 612 359 8004

Wehmann Models & Talent
1128 Harmon Place
Minneapolis, MN 55403 USA
T   1 612 333 6393
F   1 612 344 1444

Kaye & Assoc Model & Talent Management
11 4th Street SE, Zumbro
Rochester, MN 55903 USA
T   1 507 280 6539
F   1 507 280 6539

Model Ink Avenue
1193 Earl Street
St Paul, MN 55106 USA
T   1 651 772 1670
F   1 651 772 1670

MODEL & TALENT AGENCIES
MISSISSIPPI

Color Campus Model & Talent School & Agency
240 Eisenhower Drive, Bldg I-2
Biloxi, MS 39531-3648 USA
T   1 228 388 2465
F   1 228 388 2482

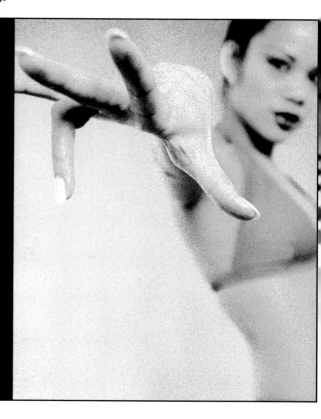
MODEL & TALENT AGENCIES

MISSOURI

Barbizon
7525 Forsyth Avenue
Clayton, MO 63105 USA
T   1 314 863 1141
F   1 734 758 0119

MTM AGENCY / JOHN CASABLANCAS
1302 Virginia
Joplin, MO 64801 USA
Contact: Robin Smith / Jolie Schulte
T   1 479 444 7972
F   1 479 587 8555
W   www.jc-centers.com
E   JCFAYAR@aol.com

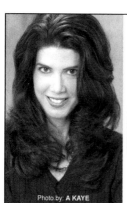
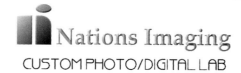
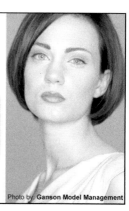

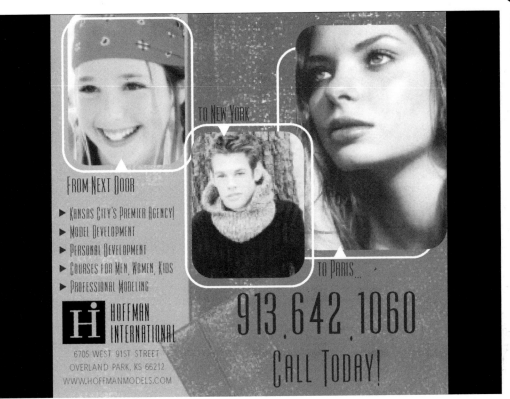

FROM NEXT DOOR
- KANSAS CITY'S PREMIER AGENCY!
- MODEL DEVELOPMENT
- PERSONAL DEVELOPMENT
- COURSES FOR MEN, WOMEN, KIDS
- PROFESSIONAL MODELING

TO NEW YORK

TO PARIS...

Hi HOFFMAN INTERNATIONAL

6705 WEST 91ST STREET
OVERLAND PARK, KS 66212
WWW.HOFFMANMODELS.COM

913.642.1060

CALL TODAY!

KANSAS CITY

AMERICAN ARTIST AGENCY INC
1808 Broadway
Kansas City, MO 64141 USA
Contact: Ben Bahmani, President
T   1 816 474 9988
F   1 816 472 5777
W   www.americanartistagency.com
E   ben@americanartistagency.com

EXPOSURE MODEL & TALENT AGENCY INC
215 West 18th Street
Kansas City, MO 64108 USA
Contact: Jennifer Mangan, Owner/Print
or Shawn Mullane, Owner/Broadcast
AFTRA Francised
T   1 816 842 4494
F   1 816 421 7575
W   www.exposureinc.com
E   info@exposureinc.com

≫

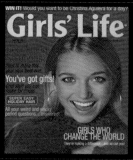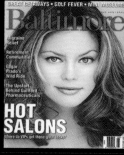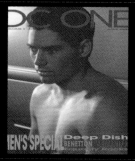
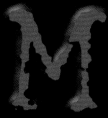
F/M Model Management
  3937 Washington Street
  Kansas City, MO 64111 USA
  T   1 816 931 1318
  F   1 816 931 1530

MILLENNIUM MODEL MANAGEMENT
  511 Delaware, Loft 100
  Kansas City, MO 64105 USA
  Contact: Terry Groman
  T   1 816 474 8383
  T   1 816 474 8384
  W   www.millennium-models.com
  E   tgroman@millennium-models.com
  ***See Ad This Section.**

PATRICIA STEVENS MODEL AGENCY
  2000 Baltimore Avenue
  Kansas City, MO 64108-1914 USA
  Contact: Melissa Stevens
  Print • Fashion • TV • Conventions • Runway
  T   1 816 221 1188
  T   1 800 MODEL 01 Clients Only
  F   1 816 221 2030
  W   www.patriciastevens.net
  E   melissa@patriciastevens.net
  ***See Ad This Section.**

I & I AGENCY • KANSAS CITY
  1509 Westport Road, Suite 200
  Kansas City, MO 64111 USA
  Contact: Mark Anthony Jones, President/CEO
  T   1 816 410 9950
  F   1 816 410 6944
  W   www.impressions-images.com
  E   wizardmark@earthlink.net

SEVEN
  3937 Washington Street
  Kansas City, MO 64111 USA
  Contact: Greg Wade, President
  T   1 816 931 4977
  F   1 816 931 1530
  T   1 816 931 1318 F/M Model Mgmt

Talent Unlimited
  4049 Pennsylvania Avenue
  Kansas City, MO 64111 USA
  T   1 816 561 9040
  F   1 816 756 3950

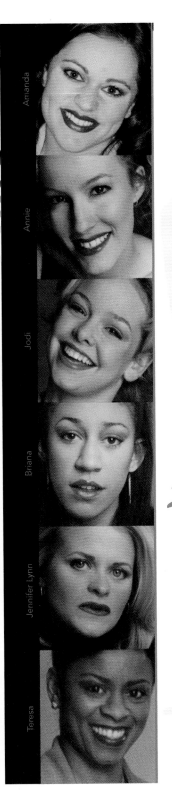

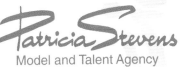

Model and Talent Agency

2000 Baltimore Avenue

Kansas City, MO 64108

Phone: 816.221.1188

Fax: 816.221.2030

e-mail: psmodels@aol.com

www.patriciastevens.net

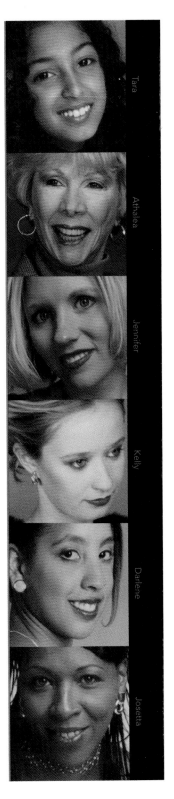

ALLURE MODELS
144 West Madison
Kirkwood, MO 63122 USA
Contact: Sue Wancel, Director
T 1 314 909 0666
F 1 314 909 0808
W www.alluremodelsonline.com
E alluremodels@cs.com

Quinn Agency
1062 Madison Street
St Charles, MO 63301 USA
T 1 636 947 0120
F 1 636 947 0120

ST. LOUIS

CENTRO MODELS
1222 Lucas Avenue, Suite 300
St Louis, MO 63103 USA
Contact: Sharon Tucci, Owner
T 1 314 421 9400
F 1 314 421 9440
W www.centromodels.com
E info@centromodels.com

CITY TALENT
2101 Locust, 2 West
St Louis, MO 63103 USA
Contact: June Evers, President
T 1 314 621 7200
F 1 314 621 1700
W www.city-talent.com
E info@city-talent.com

M International
1531 Washington Avenue, Suite 10E
St Louis, MO 63103 USA
T 1 314 436 0480
F 1 314 436 3303

PRIMA MODELS INC
522A S Hanley Road
St Louis, MO 63105 USA
Contact: Mark Dickmann
T 1 314 721 1235
F 1 314 721 3352
W www.primamodels.com
E info@primamodels.com

TALENT PLUS INC
1222 Lucas Avenue, Suite 300,
St Louis, MO 63103 USA
Contact: Sharon Tucci, Owner
T 1 314 421 9400
F 1 314 421 9440
W www.talent-plus.com
E info@talent-plus.com

THEE RASPBERRY COMPANY
1627 Washington Avenue, Suite 702
St Louis, MO 63103 USA
Contact: Robert Taliver Jr
T 1 314 436 8585
F 1 314 436 6512
W www.raspberrycompany.com
E models@raspberrycompany.com

MODEL & TALENT AGENCIES
MONTANA

CREATIVE WORLD MODEL & TALENT
P.O. Box 50177
Billings, MT 59105-0177 USA
Contact: Lynette C. Michael, President
T 1 406 259 9540
F 1 406 245 7757
W www.creativeworldinc.com
E LCMichael@aol.com

MMTA • MONTANA'S MODEL & TALENT AGENCY
1332 Wineglass Lane
Livingston, MT 59047 USA
Contact: Phyllis Alexander
T 1 406 222 4699
F 1 406 222 8216

MODEL & TALENT AGENCIES
NEBRASKA

FASHION STUDIO AT IRON WORKS
301 N 8th Street, Suite 300A
Lincoln, NE 68508 USA
Contact: Bryon Belding, Director
T 1 402 435 0510
F 1 402 435 0511
W www.fashionstudio1.com
E fashionstudione@yahoo.com

OMAHA

REEL PEOPLE MODEL & TALENT
3036 North 102nd Street
Omaha, NE 68134 USA
Contact: Jeanette & Donnie Branson
T 1 402 734 2122
F 1 402 734 0909
W www.reelpeopleonline.com
E jeanette@reelpeopleonline.com

TAKE 1 • THE TALENT SOURCE
14344 Y Street, Suite 201
Omaha, NE 68137 USA
Contact: Deb Chapman, Manager
T   1 402 891 0730
F   1 402 891 0730

International School of Modeling
2806 S 110th Court
Omaha, NE 68144 USA
T   1 402 399 8787
F   1 402 399 8789

NANCY BOUNDS MODEL & TALENT
MANAGEMENT & SCHOOL
11915 Pierce Plaza
Omaha, NE 68144 USA
Contact: Mikeal Kay Loneman, Director
or Jill Nastase, Booker
T   1 402 697 9292
F   1 402 697 9272
E   nancyboundsmodels@yahoo.com

. . . .

EARTHBOUND ENTERTAINMENT,
PROMOTIONS & TALENT
107 East E • P.O. Box 326
Wymore, NE 68466 USA
Contact: Billie Diekman, President
Nationwide Staffing for Event Marketing,
Promotions, In-Store Demos, Casting &
Production Management.
T   1 888 705 2008
F   1 402 645 8099
E   promos@alltel.net

MODEL & TALENT AGENCIES

NEVADA

LAS VEGAS

ALAN WAXLER GROUP
3285 W Tompkins Avenue
Las Vegas, NV 89103 USA
Contact: Fran Jansen, Director
T   1 702 792 8000
F   1 702 792 8011
W   www.awaxgrp.com
E   fran@awaxgrp.com

Baskow & Associates
2948 E Russell Road
Las Vegas, NV 89120 USA
T   1 702 733 7818
F   1 702 733 2052

BEST MODELS & TALENT INC
4270 Cameron Street, Suite 6
Las Vegas, NV 89103 USA
Contact: Carrie Carter-Henderson
T   1 702 889 2900
F   1 702 889 2901
W   www.bestmodelsandtalent.com
E   chenderson@bestmodelsandtalent.com

CLASSIC MODELS & TALENT
3305 Spring Mountain Road, Suite 12
Las Vegas, NV 89102 USA
Contact: Wendy Wenzel, President
T   1 702 367 1444
F   1 702 367 6457
E   wwenzel997@aol.com

DONNA WAUHOB AGENCY
3135 Industrial Road, Suite 204
Las Vegas, NV 89109-1122 USA
Contact: Donna Wauhob
T   1 702 733 1017
F   1 702 733 1215

ENVY MODEL & TALENT
2121 Industrial Road, Loft 211
Las Vegas, NV 89102 USA
Contact: Daniel Mahan, Agency Director
T   1 702 878 7368
F   1 702 870 9750
W   www.envymodeltalent.com
E   models@envymodeltalent.com

H.M.I. • HOLIDAY MODELS INC
900 East Desert Inn Road, Suite 101
Las Vegas, NV 89109-9300 USA
Contact: Kami Oisboid
T   1 702 735 7353
F   1 702 796 5676
W   www.holidaymodels.com
E   hmi@holidaymodels.com

JOHN ROBERT POWERS
3010 W Charleston, Suite 100
Las Vegas, NV 89102 USA
Contact: Kim Flowers, Executive Director
T   1 702 878 7300
F   1 702 880 0871
W   www.lasvegastalent.com
E   KFStyles@aol.com

Lenz Agency People With Talent
1591 E Desert Inn Road
Las Vegas, NV 89109 USA
T   1 702 733 6888
F   1 702 731 2008

≫

McCarty Talent Inc
4220 S Maryland Parkway, Suite B317
Las Vegas, NV 89119 USA
T 1 702 944 4440
F 1 702 944 4441

Supreme Agency International
4180 S Sandhill Road, Suite B8
Las Vegas, NV 89121 USA
T 1 702 433 3393
F 1 702 458 0442

. . . .

John Robert Powers
9490 Gateway Drive, Suite 110
Reno, NV 89511 USA
T 1 775 851 2062
F 1 775 851 2065

MODEL & TALENT AGENCIES
NEW HAMPSHIRE

NEW ENGLAND MODELS GROUP INC
250 Commercial Street, Suite 2022
Manchester, NH 03101 USA
Contact: Kathleen Longsderff
T 1 603 624 0555
F 1 603 624 4188
W www.nemg.com
E nemodels@nemg.com

CINDERELLA MODELING AGENCY
9 Brook Street
Manchester, NH 03104 USA
Contact: Suzette Paradis
Serving the Boston & New England Market
T 1 603 627 4125
F 1 603 669 5785
W www.cinderellamodelsne.com
E cindmod@msn.com

Savage Pageantry International
22 S Broadway
Salem, NH 03079 USA
T 1 603 894 9734

MODEL & TALENT AGENCIES
NEW JERSEY

McCullough Models Inc
8 S Hanover Avenue
Atlantic City, NJ 08402-2615 USA
T 1 609 822 2222
F 1 609 823 3333

CLASSIC MODEL AND TALENT MANAGEMENT
87 South Finley Avenue
Basking Ridge, NJ 07920 USA
Contact: Ruth Winig, Vice President
T 1 908 766 6663
F 1 908 766 3053
W www.classicagency.com
E info@classicagency.com
*See Ad Under New York Section.

MODELS ON THE MOVE
MODEL & TALENT AGENCY
1200 Route 70, Barclay Towers, Suite 6
Cherry Hill, NJ 08034 USA
Contact: Lucy King
AFTRA & SAG Francised
T 1 856 667 1060
F 1 856 667 8363

Veronica Goodman Agency
605 West Route 70
Cherry Hill, NJ 08002 USA
T 1 856 795 3133

ZUR INC PROMOTIONAL/TALENT AGENCY
329 Myrtle Street • P.O. Box 42
Cliffwood, NJ 07721 USA
Models, Singers, Actors & Dancers
Established 1960, Worldwide
T 1 732 566 9282
F 1 732 566 2850
W www.zur-inc.com
E talent@zur-inc.com

BEAUTI-FIT TALENT AGENCY
P.O. Box 559
Closter, NJ 07624 USA
Contact: Kenny Kassel
Specializing in Athletic / Fit Models.
T 1 212 459 4472
T 1 201 767 1444
C 1 201 280 5484
F 1 201 767 1011
W www.beautifit.com
*See Ad Under New York Section

CLERI MODEL MANAGEMENT • NJ
CLERI MODEL MANAGEMENT • NY
145 Talmadge Road, Suite 11
Edison, NJ 08817 USA
Contact: Frank Cleri
Representing the All-American to International
look for Editorial, Fashion, Lifestyle, Catalog,
TV & Film
T 1 732 650 9730
T 1 212 721 6900 New York
T 1 732 650 9630 Model Mgmt
F 1 732 650 9230
*See Ad Under New York Section

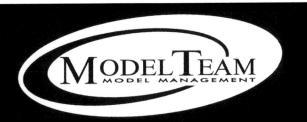

55 CENTRAL AVENUE, OCEAN GROVE, NJ 07756 USA
T: 732 988 3648   F: 732 988 9262

"NEW JERSEY'S HOTTEST NEW DISCOVERIES"

KIDS.COM
186 Fairfield Road
Fairfield, NJ 07004 USA
Contact: A. Bagwell, Owner
T   1 973 575 7300
F   1 973 575 2610
W   www.justourkids.com

BARBIZON AGENCY OF PARAMUS
440 Route 17 North, Suite 4
Hasbrouck Heights, NJ 07604 USA
Contact: Ron or Jackie Gerbino
T   1 201 727 1034
F   1 201 727 1039
E   barbizonnj@aol.com

LAMONT EDWARDS MANAGEMENT
Riverview Terrace Condo
44 Sherman Avenue, Suite 5D
Jersey City, NJ 07307 USA
Contact: Charles Busch / Kevin Johnson
T   1 888 766 7477
F   1 201 656 0799

BARBIZON
2103 Whitehorse-Mercerville Road
Mercerville, NJ 08690 USA
Contact: Dawn Fitch, Director
T   1 609 586 3310
E   barbizonsilkmodels@yahoo.com

AXIS MODELS & TALENT INC
46 Church Street
Montclair, NJ 07042 USA
Contact: Sharon Norrell / Dwight Brown
T   1 973 783 4900
F   1 973 783 8081

Barbizon
70 Park Street
Montclair, NJ 07042 USA
T   1 973 783 4030
F   1 973 783 0368

Total Talent Management
40 Enclosure
Nutley, NJ 07110 USA
T   1 973 661 4923
F   1 973 661 1185

MODEL TEAM MODEL MANAGEMENT LLC
55 Central Avenue
Ocean Grove, NJ 07756 USA
Contact: John Merriman
Representing Men, Women & Children
(Ages 5 & up). Featured On "Good Day,
New York," European T.V. and ABC-TV!
T   1 732 988 3648
F   1 732 988 9262
*See Ad Under NYC & New Jersey Sections.

Barbizon
80 Broad Street
Red Bank, NJ 07701 USA
T   1 732 842 6161

COVER GIRL STUDIO MODEL MANAGEMENT
P.O. Box 222
River Edge, NJ 07661 USA
Contact: Cliff Adam
T   1 201 261 2042
F   1 201 261 2047
W   www.covergirlmodelmgt.com
W   www.covergirl.org
W   www.covergirlmagazine.com
E   cgmmi@earthlink.net

≫≫

Blanche Zeller Agency & Productions
27 Waldeck Court
West Orange, NJ 07052 USA
T   1 973 324 1534
F   1 973 324 1537

MODEL & TALENT AGENCIES
NEW MEXICO

Albuquerque

APPLAUSE TALENT AGENCY
225 San Pedro NE
Albuquerque, NM 87108 USA
Contact: Debby Ford-Garber
T   1 505 262 9733

THE EATON AGENCY
3636 High Street NE
Albuquerque, NM 87107 USA
Contact: Abigail Eaton
T   1 505 344 3149
F   1 505 344 3018
W   www.eatonagency.com
E   eatonagency@earthlink.net

John Robert Powers
2021 San Mateo NE
Albuquerque, NM 87110 USA
T   1 505 266 5677
F   1 505 266 6829

Phoenix Agency
8809 Washington Street, Suite 100
Albuquerque, NM 87113 USA
T   1 505 797 1940
F   1 505 797 1905

MODEL & TALENT AGENCIES
NEW YORK STATE

Barbizon Modeling Management
1991 Central Avenue
Albany, NY 12205 USA
T   1 518 456 6713
F   1 518 456 6715

STOCK MODEL MANAGEMENT
38-01 23rd Avenue, Suite 311
Astoria, NY 11105 USA
Contact: Nicasio Sanchez, President
T   1 718 932 4357
F   1 718 204 5012
W   www.stockmodelmanagement.com
E   stockmodels@aol.com
*See Ad This Section.

Conwell Career Centre
137 Summer Street
Buffalo, NY 14222-2205 USA
T   1 716 884 0763
F   1 716 882 8931

Personal Best
3653 Harlem Road
Buffalo, NY 14215 USA
T   1 716 831 3870
F   1 716 831 3872

LAUNCH MT MODEL & TALENT
5600 Strickler Road
Clarence, NY 14031 USA
Contact: Shannon L. Wright, President
T   1 716 741 3033
F   1 716 741 8245

AMS MODELS INC
P.O. Box 77
Clay, NY 13041 USA
Contact: Ann Marie Stonecypher, President
T   1 315 668 8553
F   1 315 668 2938
W   www.amsmodels.com
E   ams@twcny.rr.com

Nexus Personal Management
P.O. Box 614
Fairport, NY 14450 USA
T   1 716 425 1377
F   1 716 425 1362

John Casablancas/MTM
69-02 Austin Street, Suite 210
Forest Hills, NY 11375 USA
T   1 718 997 0718
F   1 718 997 0728

New Faces Model Management
25 Woodbury Road
Hicksville, NY 11801 USA
T   1 516 822 4208
F   1 516 938 1725

JENNIFER MODELS INC AGENCY
P.O. Box 20170
Huntington Station, NY 11746 USA
T   1 631 385 4924
F   1 631 385 4925
W   www.jennifermodels.com
E   staff@jennifermodels.com

HOLLYWOOD IMAGE MODEL & TALENT AGENCY
247 W Montauk Highway
Lindenhurst, NY 11757 USA
Contact: Rich Herbeck, President
T   1 631 226 0356
F   1 631 226 0373
W   www.hollywoodimageagency.com

Barbizon/Shiver Model Management
117 Metropolitan Park Drive
Liverpool, NY 13088 USA
T   1 315 457 7580
F   1 315 457 6289

CLAIRE MODEL & TALENT MANAGEMENT
168 West Park Avenue
Long Beach, NY 11561 USA
Contact: Clarice
T   1 516 897 3703
F   1 516 889 4889
E   Clairemdl@aol.com

MARY THERESE FRIEL LLC
1251 Pittsford Mendon Road
Mendon, NY 14506 USA
Contact: Mary Therese Friel & Kent Friel
T   1 716 624 5510
F   1 716 582 1268
W   www.mtfmodels.com
E   youcanbe@frontiernet.net

ELAINE GORDON MODEL MANAGEMENT
2942 Harbor Road
Merrick, NY 11566 USA
Contact: Elaine Gordon
T   1 212 936 1001
F   1 516 623 8863
W   www.elainegordonmodels.com
E   gordonmodels@aol.com

Joanne's Modeling
69 Ironwood Road
New Hartford, NY 13413 USA
T   1 315 797 6424

NEW YORK CITY MODELING AGENCIES FOR CHILDREN

Beautiful Kids Inc
124 W 24th Street, Suite 2A
New York, NY 10011 USA
T   1 800 277 2471
F   1 413 549 1974

CLICKIDS
129 W 27th Street, Penthouse
New York, NY 10001 USA
Contact: Renate Vecchione
T   1 212 206 1717
F   1 212 206 6228
E   ClickModel@aol.com
***See Ad Under This Section.**

FORD/CHILDREN
142 Greene Street, 4th Floor
New York, NY 10012 USA
T   1 212 219 6150
F   1 212 219 6156

GENERATION MODEL MANAGEMENT INC
20 West 20th Street, Suite 1008
New York, NY 10011 USA
Contact: Patti Fleischer
T   1 212 727 7219
F   1 212 727 7147

PRODUCT MODEL MANAGEMENT INC
240 W 35th Street, Suite 1001
New York, NY 10001 USA
Contact: Michael or Alyson
T   1 212 563 6444
F   1 212 465 1967

Schuller Talent/NY Kids
276 Fifth Avenue, Suite 204
New York, NY 10001 USA
T   1 212 532 6005
F   1 212 779 3479

WILHELMINA CREATIVE MANAGEMENT
300 Park Avenue South, 2nd Floor
New York, NY 10010 USA
Infants to 12 years old
T   1 212 473 1253
F   1 212 473 3223
T   1 212 979 9797 TV
T   1 212 271 1601 TV
***See Ad This Section.**

>>

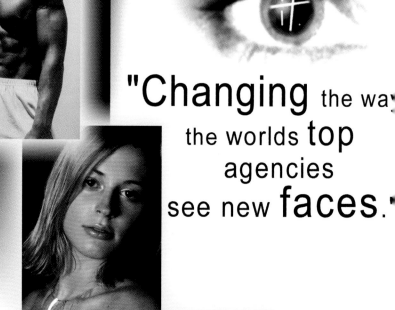

"Changing the way the worlds top agencies see new faces."

Do you have what it. takes?

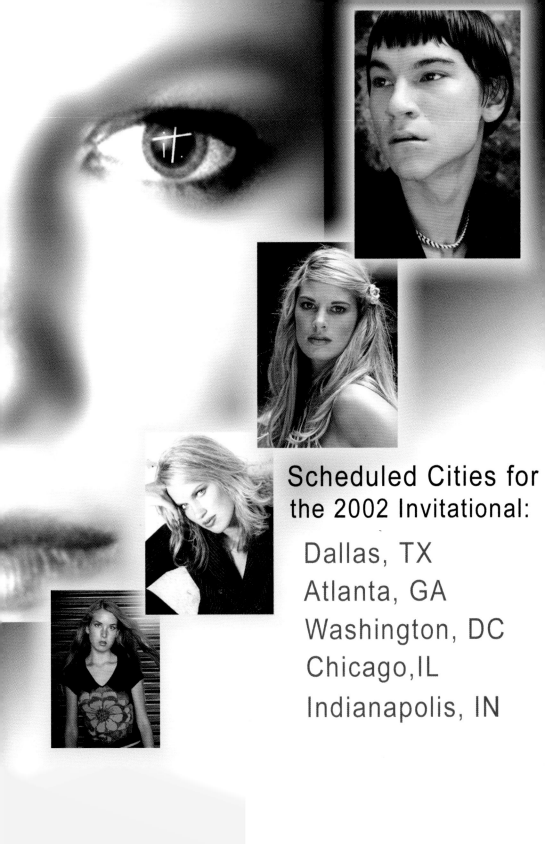

Scheduled Cities for
the 2002 Invitational:

Dallas, TX
Atlanta, GA
Washington, DC
Chicago,IL
Indianapolis, IN

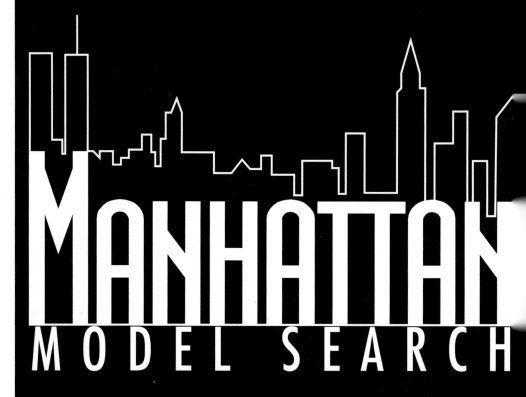

NEW YORK CITY MODELING AGENCIES

Abrams Artists Agency
275 Seventh Avenue, 26th Floor
New York, NY 10001 USA
T   1 646 486 4600
F   1 646 486 0100

AGENCE CHRISTIE LLC
224 Broadway, Suite 134
New York, NY 10023 USA
Contact: Christine Heinrich, Owner / Director
T   1 888 579 5392
F   1 212 472 8729
W   www.agencechristie.com
E   director@agencechristie.com

APM MODEL MANAGEMENT INC
580 Broadway, Suite 507
New York, NY 10012 USA
Contact: Penny Basch / Louise Roberts
T   1 212 941 9666
F   1 212 925 2075
W   www.apmmodelmanagement.com
E   apmmodel@aol.com

BARBIZON AGENCY
15 Penn Plaza
New York, NY 10001 USA
Promotions, Trade Shows, Hostesses,
Established 1939
T   1 212 239 1110
F   1 212 967 4256
*See Ad This Section.

BOSS MODELS
1 Gansevoort Street
New York, NY 10014 USA
Contact: David Bosman, President
T   1 212 242 2444
F   1 212 633 6127
W   www.bossmodels.com

CLASSIC MODEL AND TALENT MANAGEMENT
213 W 35th Street, 10th Floor
New York, NY 10001 USA
Contact: Ruth Winig, Vice President
T   1 212 947 8000
F   1 212 947 8088
W   www.classicagency.com
E   info@classicagency.com
*See Ad This Section.

Clear Model Management
625 Broadway, 6th Floor
New York, NY 10012 USA
T   1 212 353 5058
F   1 212 777 4174

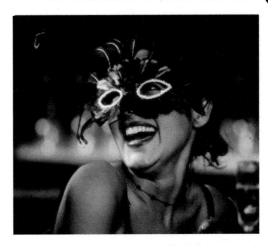
>>

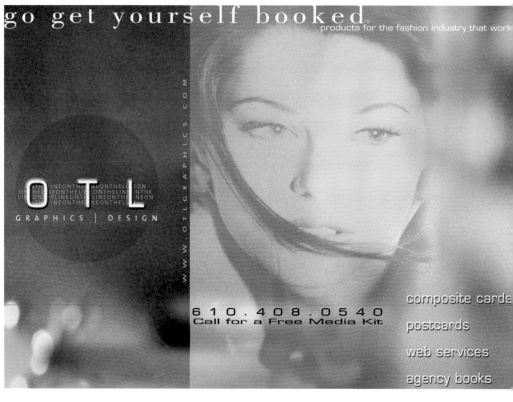

CLICK MODEL MANAGEMENT INC
  129 W 27th Street, Penthouse
New York, NY 10001 USA
  T   **1 212 206 1616 Women's Division**
  T   **1 212 206 1717 Men's Division**
  T   **1 212 206 1414 Plus & Fit Division**
  T   **1 212 206 6225 Runway**
  F   **1 212 206 6228**
  E   **ClickModel@aol.com**
  *See Ad This Section.

Company Management
  270 Lafayette Street, Suite 1400
New York, NY 10012 USA
  T   1 212 226 9190
  F   1 212 226 9791

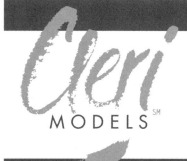

CLICK

CLICK MODEL MANAGEMENT INC. 129 WEST 27TH STREET, PENTHOUSE, NEW YORK, NY 10001
212.206.1616 WOMEN'S DIVISION • 212. 206.1717 MEN'S DIVISION • 212.206.6228 FAX

CLICK MODELS OF BOSTON, INC. 125 NEWBURY STREET, SUITE 5A, BOSTON, MA 02116
617.266.1100 • 617.437.6214 FAX

CLICK MODELS OF ATLANTA, INC. 79 POPLAR STREET, SUITE B, ATLANTA, GA 30303
404.688.9700 • 404.688.9705 FAX

CLICK MODELS OF PHILADELPHIA, INC. 216 GREEN TREE DRIVE, WESTCHESTER, PA 19382
610.399.0700 • 610.399.3004 FAX

CLICK MODELS OF LOS ANGELES, INC. 9057 NEMO STREET, WEST HOLLYWOOD, CA 90069
310.246.0800 • 310.858.1701 FAX

CLICK BRASIL RUA DA CONSOLACÃO #2.961, JARDINS, SÃO PAOLO 15040, BRASIL
011.55.11.5096.0890 • 011.55.11.5096.0962 FAX

CLICK PARIS 27 RUE VERNET, 75008 PARIS, FRANCE
011.33.1.47.23.44.00 • 011.33.1.47.20.31.15 FAX

UNNINGHAM, ESCOTT & DIPENE
257 Park Avenue South, Suite 900
New York, NY 10010 USA
Contact: Sharon Reich, Print Division
T   1 212 477 3838
F   1 212 673 2359
W   www.cedtalent.com
E   info@cedtalent.com

CURVES AT THE LYONS GROUP
505 Eighth Avenue, Floor 12A, Studio 1
New York, NY 10018 USA
T   1 212 239 3539
F   1 212 239 4221
W   www.lyonsgroupny.com

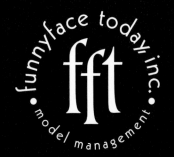

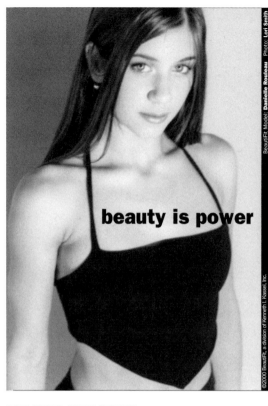
DIVA MODEL MANAGEMENT
   560 Broadway, Suite 306
   New York, NY 10012 USA
   Contact: Anne Marie Principe
   T   1 212 219 1616
   F   1 212 219 2061

DNA Model Management
   520 Broadway
   New York, NY 10012 USA
   T   1 212 226 0080
   F   1 212 226 7711

EARNEST MANAGEMENT
   285 West Broadway, Suite 440
   New York, NY 10013 USA
   Contact: Earnest Williams, Director
   T   1 212 226 0919
   F   1 212 226 0036

ELITE MODEL MANAGEMENT
   111 E 22nd Street
   New York, NY 10010 USA
   T   1 212 529 9700
   F   1 212 475 0572
   E   info@elitemodel.com

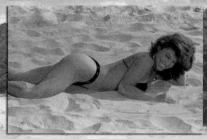

CLASSIC
model and talent management

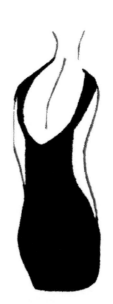

promotions
trade shows
commercial print
fit & fashion

213 west 25th street, 10th floor
new york, new york 10001
t: 212.947.8080 f: 212.947.8088
info@classicagency.com
www.classicagency.com

FFT / FUNNYFACE TODAY INC
17 W 17th Street, 8th Floor
New York, NY 10011 USA
Contact: Jane Blum
T   1 212 686 4343
F   1 212 689 8619
W   www.fftmodels.com
E   fft@fftmodels.com
*See Ad This Section.

FIT MODELS LLC
124 E 40th Street, Suite 1103
New YorK, NY 10016 USA
Contact: Kathryn Conners
Specializing in professional male
& female fitting models. All sizes.
T   1 212 490 1162
F   1 212 490 2142
*See Ad This Section.

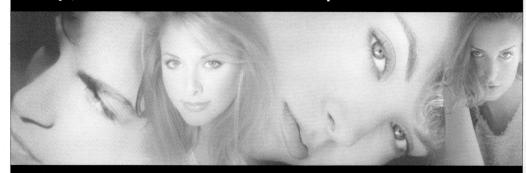
FLAUNT MODEL MANAGEMENT INC
114 E 32nd Street, Suite 501
New York, NY 10016 USA
Contact: Gene Roseman, President
Representing Men and Women,
SAG / AFTRA Francised
T   1 212 679 9011
F   1 212 679 0938
E   flauntmodels@earthlink.com

FORD MODELS • NEW YORK
142 Greene Street, 4th Floor
New York, NY 10012 USA
T   1 212 219 6500
F   1 212 966 1531
*See Ad This Section.

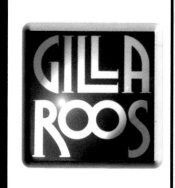

IMG Models NY

304 Park Avenue South, Penthouse North, New York, NY 10010, 212.253.8884 Fax 212.253.8883

Men's Division 212.228.9866

IMG Paris

16, avenue de l'Opéra, 75001 Paris, France, 331.55.35.12.00 Fax 331.55.35.12.01

IMG London

Bentinck House, 3-8 Bolsover Street, London W1P 7HG, England, 44.207.580.5885 Fax 44.207.580.5868

IMG Brazil

Rua Lima Barros 117, Jardim Paulista, Sao Paulo, 05440-001, Brazil, 55.11.3.887.1142 Fax 55.11.3.889.9556

FUEL MODEL MANAGEMENT
319 E 8th Street, Suite 3C
New York, NY 10009 USA
T   1 212 844 9030
T   1 212 844 9031
F   1 212 844 9032
W   www.fuelmodels.com

GILLA ROOS LTD TALENT REPRESENTATIVES
16 W 22nd Street, 3rd Floor
New York, NY 10010 USA
Contact: David Roos, President
T   1 212 727 7820
F   1 212 727 7833
W   www.gillaroos.com
E   talent@gillaroos.com
*See Ad This Section.

GOTHAM CITY MODEL MANAGEMENT
357 West Broadway, 3rd Floor
New York, NY 10013 USA
Contact: Joan Donovan
T   1 212 431 0100
F   1 212 431 6258
W   www.gothamcitymodels.com
E   gcmm2000@aol.com

GRACE DEL MARCO
350 Fifth Avenue, Suite 3110
New York, NY 10118 USA
Contact: Dee Simmons-Edelstein, Director
T   1 212 629 6404
F   1 212 629 6403
W   www.gracedelmarco.com
*See Ad This Section

GRAMERCY MODELS INC
234 Fifth Avenue, Suite 502
New York, NY 10001 USA
Contact: Vicki Sasso, President
T   1 212 481 1227
F   1 212 779 3493
E   models928@aol.com

GREY MODEL MANAGEMENT • MEN
A Division of Unite Model Management
13-17 Laight Street, Fourth Floor
New York, NY 10013 USA
Contact: Y'vain Reid
T   1 212 334 7300
F   1 212 334 8208
*See Ad This Section.

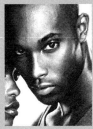

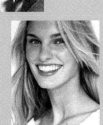

proscout

nice scouts. huge discoveries.

---

sensible pursuit of the american dream.

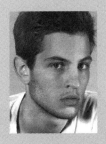

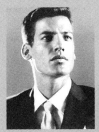

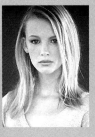

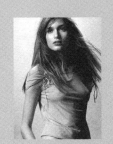

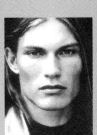

FORD

new york

paris

los angeles

miami

chicago

cleveland

phoenix

toronto

sao paolo

rio de janiero

vancouver

ford models inc
142 greene street • new york ny 10012
telephone (212) 219-6500
facsimile (212) 966-1531

HILLARY BECKFORD MODEL MANAGEMENT
225 Lafayette Street, Suite 603
New York, NY 10012 USA
Contact: Hillary Beckford, President
T 1 212 965 5040
F 1 212 965 5037
E missbeckford@hotmail.com

ID MODEL MANAGEMENT
137 Varick Street, Suite 401
New York, NY 10013 USA
T 1 212 941 5858 Women
F 1 212 941 5776
W www.idmodels.com
E info@idmodels.com

IKON • NEW YORK
140 W 22nd Street, 2nd Floor
New York, NY 10011 USA
Contact: Cynthia Aktipis, President
T 1 212 691 2363
F 1 212 691 3622
W www.ikonmodels.com
E info@ikonmodels.com

IMAGES MANAGEMENT • WOMEN
30 E 20th Street
New York, NY 10003 USA
T 1 212 228 0300
F 1 212 228 0438

IMG MODELS
304 Park Ave South, Penthouse North
New York, NY 10010 USA
Contact: Ivan Bart, Agency Director
T 1 212 253 8882
F 1 212 253 8883
W www.imgworld.com
E modelinfo@imgworld.com
*See Ad This Section.

JAN ALPERT MODEL MANAGEMENT
333 E 55th Street, Suite 7G
New York, NY 10022 USA
Contact: Jan Alpert, President
By Appointment Only.
T 1 212 223 4238
F 1 212 223 9244

nyc: 180 varick street 13th floor nyc 10014 usa
w 212.807.6777 m 212.807.6111 f 212.807.8999
la: 6100 wilshire blvd suite 710 la ca 90048 usa
p 323.692.1700 f 323.692.1701
www.qmodels.com

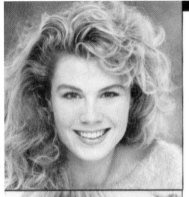
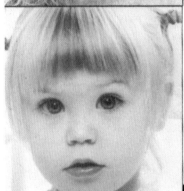
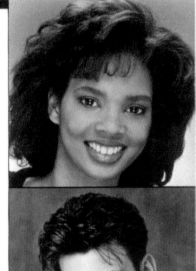
KARIN MODELS • NEW YORK
6 West 14th Street, 3rd Floor
New York, NY 10011 USA
T   1 212 226 4100 Women
T   1 646 638 3330 Women
T   1 646 638 2123 Women Fax
F   1 212 226 4060 Women Fax
T   1 212 966 4200 Men
T   1 646 638 3331 Men
T   1 212 966 3733 Men Fax
T   1 646 638 1909 Men Fax
T   1 646 638 3722 Exec/Accounting
T   1 646 638 3738 Exec/Accounting Fax
W www.karinmodels.com

THE LYONS GROUP
505 Eighth Avenue, Floor 12A, Studio 1
New York, NY 10018 USA
Contact: Mike Lyons, President
T   1 212 239 3539
F   1 212 239 4221
W www.lyonsgroupny.com
E   Lyonsgrpny@aol.com

MADISON MODELS
84 Wooster Street, 4th Floor
New York, NY 10012 USA
Contact: Eduard Pesch
T   1 212 941 5577
F   1 212 941 5559
W www.madisonmodels.com
E   info@madisonmodels.com

MAJOR MODEL MANAGEMENT
381 Park Avenue South, Suite 1501
New York, NY 10016 USA
T   1 212 685 1200
F   1 212 683 5200
E   majormodelmgmt@aol.com

MARILYN INC
300 Park Ave South, 2nd Floor
New York, NY 10010 USA
T   1 212 260 6500
F   1 212 260 0821
E   info@marilyn-ny.com

Maxx Men
30 E 20th Street
New York, NY 10003 USA
T   1 212 228 0278
F   1 212 228 0438

MODEL SERVICE AGENCY LLC
570 Seventh Avenue, Suite 702
New York, NY 10018 USA
Contact: Susan Levine, Owner
Dana Cullen, Agent
Anthony Higgins, Plus Division
Specializing in Showroom & Fit Models • Plus
Sizes • Commercial Print • Fashion Print •
Catalogue • Athletes • Children, Tradeshows
and Promotions • Shoe Models
T   1 212 944 8896
F   1 212 944 8899
E   modelserve@aol.com

MCDR • McDONALD / RICHARDS
232 Madison Avenue
New York, NY 10017 USA
T   1 212 684 9800
F   1 212 684 7293
*See Ad This Section.

MODEL & TALENT MANAGEMENT
15 Penn Plaza
New York, NY 10001 USA
Print, Fashion, Acting & TV Commercials
T   1 212 239 6608
F   1 212 967 4256

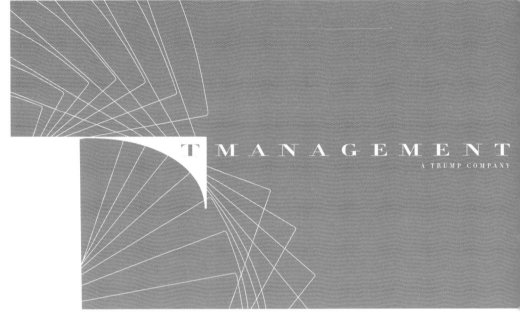

WOMENMENARTISTS

TMANAGEMENT
A TRUMP COMPANY

91 FIFTH AVENUE · NEW YORK CITY 10003 · TELEPHONE 212.924.0990 · MEN 212.645.2287 · FAX 212.645.4940

new york model
m a n a g e m e n t

NEW YORK MODEL MANAGEMENT
  596 Broadway, Suite 701
  New York, NY 10012 USA
  T   1 212 539 1700
  F   1 212 539 1775
  W   www.newyorkmodels.com
  E   women@newyorkmodels.com
  E   men@newyorkmodels.com
  E   runway@newyorkmodels.com
  *See Ad This Section.

NEXT MANAGEMENT • NEW YORK
  23 Watts Street
  New York, NY 10013 USA
  T   1 212 925 5100
  T   1 212 925 3900 Women
  T   1 212 925 5300 Women
  T   1 212 334 3337 Men
  T   1 212 226 2225 New Faces
  T   1 212 925 5996 Artists-New York
  F   1 212 925 5931
  W   www.nextmodelmanagement.com
  *See Ad This Section.

NMK INC
  33 W 17th Street, 4th Floor South
  New York, NY 10011 USA
  Contact: Rob Lochner, President
  T   1 212 741 7000
  F   1 212 741 7007
  W   www.nmkmodels.com
  E   nmkmod@aol.com

new york model
m a n a g e m e n t

5 9 6   b r o a d w a y   s u i t e   7 0 1
n e w   y o r k ,   n e w   y o r k   1 0 0 0 1
tel (212) 539-1700 · fax (212) 539-1775
w w w . n e w y o r k m o d e l s . c o m

HM MODEL MANAGEMENT
1133 Broadway, Suite 910
New York, NY 10010 USA
Contact: Taede Mathis, Director
T   1 212 989 6395
F   1 212 989 3860
W   www.ohmmodels.com
E   ohm@ohmmodels.com

PARTS MODELS
P.O. Box 7529, FDR Station
New York, NY 10150 USA
Contact: Danielle Korwin, Owner
T   1 212 744 6123
F   1 212 396 3014
W   www.partsmodels.com
E   info@partsmodels.com

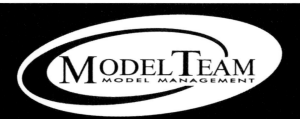

MODEL TEAM
MODEL MANAGEMENT

55 CENTRAL AVENUE, OCEAN GROVE, NJ 07756 USA
T: 732 988 3648   F: 732 988 9262

"NEW JERSEY'S HOTTEST NEW DISCOVERIES"

≫

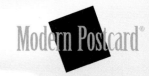

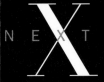

NEXT

NEW YORK 23 WATTS ST NY 10013 / 212 925 5100 F 212 925 5931 **MIAMI** 1688 MERIDIAN AVE # 800 MIAMI BEACH FL 33139 / 305 531 5100 F 305 531 7870 **LA** 8447 WILSHIRE BLVD #301 BEVERLY HILLS CA 90211 / 323 782 0010 F 323 782 0035 **MONTREAL** 3547 ST LAURENT STE 401 MONTREAL / T 514 288 9216 F 514 288 9043 **TORONTO** 110 SPADINA AVE STE 303 TORONTO M5V2K4 / T 416 603 4807 F 416 603 9891 **PARIS** 188 RUE DE RIVOLI 75001 / WOMEN 01 5345 1313 MEN 01 5345 1314 F 01 5345 1301 **LONDON** 175-179 ST JOHNS STREET LONDON / T 207 2519850 F 207 2519851 **SAO PAULO** RUA FUNCHAL 573 1 ANDAR SAO PAULO 04551 060 / 11 38465678 F 11 38497210 **WWW.NEXTMODELMANAGEMENT.COM**

Pauline's Model Management
379 W Broadway, Suite 502
New York, NY 10012 USA
T   1 212 941 6000
F   1 212 274 0434

Q MODEL MANAGEMENT
180 Varick Street, 13th Floor
New York, NY 10014 USA
Contact: Gwenn Saiman / Jeffrey Kolsrud
T   1 212 807 6777 Women
T   1 212 807 6111 Men
F   1 212 807 8999
W   www.qmodels.com
E   nyc@qmodels.com
*See Ad This Section.

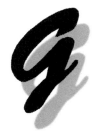

GRACE DEL MARCO
Multi-Cultural Model & Talent Group

Runway • Print • Television • Film • Promotions • Special Events
Photographers, Makeup, Hair & Fashion Stylists

Empire State Building
350 Fifth Avenue, Suite 3110
New York, NY 10118-1492
T: 212 629 6404 / F: 212 629 6403

Dee Simmons-Edelstein
Executive Director

≫

THE eFASHION COMPANY

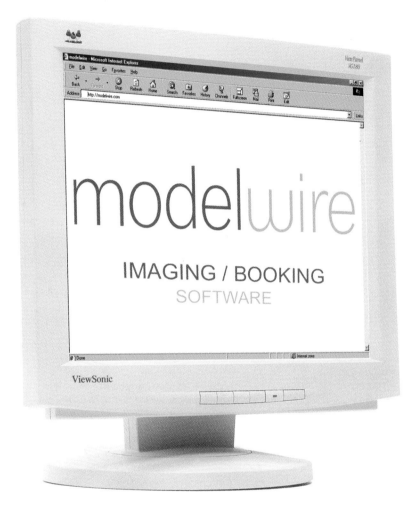

www.modelwire.com

594 BROADWAY SUITE 1101
NEW YORK, NY 10012
T. 212.219.7717
F. 212.219.9960

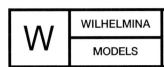

W	WILHELMINA	300 PARK AVENUE SOUTH NEW YORK NY 10010
	MODELS	T 212.473.0700 F 212.473.3223 wilhelmina.com

NEW YORK 212.473.0700   LOS ANGELES 323.655.0909   MIAMI 305.672.9344
WOMEN   212.473.5447   MEN   212.473.2198   W WOMEN   212.473.3952
W MEN 212.271.1669   WILHELMINA ARTIST   MANAGEMENT 212.529.6124
W 10/20 212.473.4884 W RUNWAY 212.473.4138   W LIFESTYLE 212.473.4572
W CREATIVE   212.271.1625   W KIDS   212.473.1253   WILHELMINA
MODEL MERCHANDISE   800.889.6633   MODEL SEARCH   800.543.7663
WWW.WILHELMINA.COM

R & L MODEL MANAGEMENT
  203 W 23rd Street, Suite 400
  New York, NY 10011 USA
  Contact: Roger Talley, President
  T   1 212 935 2300
  F   1 646 638 3368
  W   www.r-lmodels.com
  E   info@r-lmodels.com

Request Model Management
  119 W 22nd Street, 2nd Floor
  New York, NY 10011 USA
  T   1 212 924 4241
  F   1 212 463 7274

T MANAGEMENT
  91 Fifth Avenue, 3rd Floor
  New York, NY 10003 USA
  Contact: Annie Veltri, President
  T   1 212 924 0990
  F   1 212 645 4940
  W   www.tmgmtmodels.com
  E   tmanagement@tmgmt.com
  *See Ad This Section.

THE LYONS GROUP
  505 Eighth Avenue, Floor 12A, Studio 1
  New York, NY 10018 USA
  Contact: Mike Lyons, President
  T   1 212 239 3539
  F   1 212 239 4221
  W   www.lyonsgroupny.com
  E   Lyonsgrpny@aol.com

≫

Thompson Model & Talent Management
50 W 34th Street
New York, NY 10001 USA
T   1 212 947 6711
F   1 212 947 6732

UNITE MODEL MANAGEMENT
13-17 Laight Street, Fourth Floor
New York, NY 10013 USA
Contact: Leo Chiger / Sunil Sadarangani
T   1 212 334 7300
F   1 212 334 8208
***See Ad This Section.**

WILHELMINA INTERNATIONAL LTD
300 Park Avenue South, 2nd Floor
New York, NY 10010 USA
T   1 212 473 5447 Women
T   1 212 473 2198 Men
T   1 212 473 3952 W Women
T   1 212 271 1669 W Men
T   1 212 529 6124 Wilhelmina Artist
T   1 212 473 4884 W 10/20
T   1 212 473 4136 W Runway
T   1 212 473 4572 W Lifestyle
T   1 212 271 1625 W Creative
T   1 212 473 1253 W Kids
T   1 800 889 6633 Model Merchandise
T   1 212 543 7663 Model Search
F   1 212 473 3223
***See Ad This Section.**

Women Model Management
199 Lafayette Street, 7th Floor
New York, NY 10012 USA
T   1 212 334 7480
F   1 212 334 7492

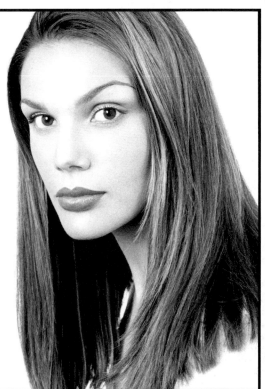
PERSONAL MANAGERS

NEW YORK

Adele's Kids/Adults Management
33 Rupert Avenue
Staten Island, NY 10314 USA
T   1 718 494 5000
F   1 718 494 2933

Anthony and Associates
250 W 57th Street, Suite 1928
New York, NY 10107 USA
T   1 212 765 3828
F   1 212 765 3870

BETHANN MANAGEMENT CO INC
36 N Moore Street
New York, NY 10013 USA
Contact: Bethann Hardison
T   1 212 925 2153
F   1 212 941 6537
E   BethannMgt@aol.com

CUZZINS MANAGEMENT
250 W 57th Street
New York, NY 10107 USA
T   1 212 765 6559
F   1 212 765 6769

FLUTIE ENTERTAINMENT CORPORATION
270 Lafayette Street, Suite 1400
New York, NY 10012 USA
Contact: Robert A Flutie
Management for Actors, Writers for TV/Film
T   1 212 226 7001
F   1 212 226 9537

Fresh Faces Management
2911 Carnation Avenue
Baldwin, NY 11510-4402 USA
T   1 516 223 0034
F   1 516 379 0353

Goldstar Talent Management Inc
850 Seventh Avenue, Suite 904
New York, NY 10019 USA
T   1 212 315 4429
F   1 212 315 4574

≫≫

NEW YORK MODEL & TALENT AGENCIES>

GREEN KEY MANAGEMENT
251 W 89th Street, Suite 4-A
New York, NY 10024 USA
Contact: Seth Greenky, President
T   1 212 874 7373
F   1 212 874 7963
W   www.GreenKeyManagement.com
E   GreenKeyM@aol.com

Jennifer Lambert
1600 Broadway, Suite 1001
New York, NY 10019 USA
T   1 212 315 0665
F   1 212 957 1331

MICHAEL KATZ TALENT MANAGEMENT
P.O. Box 1925, Cathedral Station
New York, NY 10025 USA
Contact: Michael Katz
T   1 212 316 2492
E   mkatz_talent@juno.com

Michele Donay Talent Management
76 W 86th Street
New York, NY 10024-3607 USA
T   1 212 769 0924

MM Management
1050 Fifth Avenue
New York, NY 10028 USA
T   1 212 860 7101

SUZELLE ENTERPRISES
100 W 57th Street, Suite 15E
New York, NY 10019 USA
Contact: Suzanne Schachter
T   1 212 397 2047 New York
T   1 310 358 3191 Los Angeles
T   011 5255 5523 0578 Mexico
F   1 212 397 2032
W   www.avotaynu.com/suzelle

Tannen's Talent Ltd
77 Tarrytown Road
White Plains, NY 10607 USA
T   1 914 946 0900
F   1 914 946 1547

Terrific Talent
419 Park Avenue S, Suite 1009
New York, NY 10016 USA
T   1 212 689 2800
F   1 212 481 1000

TOMORROW TALENT
915 Broadway, Suite 1306
New York, NY 10011 USA
T   1 212 777 8811
T   1 516 921 5577 Long Island Office
F   1 212 777 6360
E   Modelclub1@AOL.com
E   TalentClub@aol.com

TOMORROW TALENT
20 Crossways Park N, Suite 300
Woodbury, NY 11797 USA
T   1 516 921 5577
F   1 516 921 1860
E   Modelclub1@AOL.com
E   TalentClub@aol.com

VAL'S ARTIST MANAGEMENT
236 West 26th Street, Suite 1102
New York, NY 10001 USA
T   1 212 645 4404
F   1 212 645 4664
W   www.valsartist.com

NEW YORK CITY TALENT AGENCIES

Abrams Artists Agency
275 Seventh Avenue, 26th Floor
New York, NY 10001 USA
T   1 646 486 4600
F   1 646 486 0100

Agency For Performing Arts
485 Madison Avenue
New York, NY 10022 USA
T   1 212 582 1500
F   1 212 245 1647

Agents For The Arts
203 W 23rd Street
New York, NY 10011 USA
T   1 212 229 2562
F   1 212 463 9313

Amererican International Talent Agency
303 W 42nd, Suite 608
New York, NY 10036 USA
T   1 212 245 8888
F   1 212 245 8926

Andreadis Talent Agency
119 W 57th Street, Suite 711
New York, NY 10019 USA
T   1 212 315 0303
F   1 212 315 0311

ANN WRIGHT REPS
165 W 46th Street
New York, NY 10036 USA
T   1 212 764 6770
F   1 212 764 5125

Archer King Ltd
317 W 46th, Suite 3A
New York, NY 10036 USA
T   1 212 765 3103
F   1 212 765 3107

Arcieri Associates Inc
305 Madison Avenue
New York, NY 10165 USA
T   1 212 286 1700
F   1 212 286 1110

Artists Group East
1650 Broadway, Suite 610
New York, NY 10019 USA
T   1 212 586 1452
F   1 212 586 0037

Associated Booking
1995 Broadway, Suite 501
New York, NY 10023 USA
T   1 212 874 2400
F   1 212 769 3649

Babs Zimmerman Productions
305 E 86th Street, Suite 17 FW
New York, NY 10028 USA
T   1 212 348 7203

Baby Wranglers Casting Inc
689 Fort Washington Avenue, Suite 1AA
New York, NY 10040 USA
T   1 212 568 1200
F   1 212 568 1200

Barry, Haft, Brown Artists Agency
165 W 46th Street
New York, NY 10036 USA
T   1 212 869 9310
F   1 212 398 1268

Bauman, Redanty & Shaul
250 W 57th Street
New York, NY 10019 USA
T   1 212 757 0098
F   1 212 489 8531

Berman, Boals & Flynn Inc
208 W 30th Street, Suite 401
New York, NY 10012 USA
T   1 212 868 1068

The Bethel Agency
311 W 43rd Street, Suite 602
New York, NY 10036 USA
T   1 212 664 0455
F   1 212 664 0462

Beverly Anderson
1501 Broadway, Suite 2008
New York, NY 10036 USA
T   1 212 944 7773

Bowman Redanty & Shaul
250 W 57th Street, Suite 2223
New York, NY 10107 USA
T   1 212 757 0098
F   1 212 489 8531

Bret Adams
448 W 44th Street
New York, NY 10036 USA
T   1 212 765 5630
F   1 212 265 2212

Bruce Levy Agency
311 W 43rd Street, Suite 602
New York, NY 10036 USA
T   1 212 262 6845
F   1 212 262 6846

Buchwald & Associates Inc
10 E 44th Street
New York, NY 10017 USA
T   1 212 867 1200
F   1 212 972 3209

Carry Company
49 W 46th Street, 4th Floor
New York, NY 10036 USA
T   1 212 768 2793
F   1 212 768 2713

Carson Organization Ltd
240 W 44th Street, Penthouse
New York, NY 10036 USA
T   1 212 221 1517
F   1 212 221 1605

CARSON-ADLER AGENCY INC
250 W 57th Street, Suite 2030
New York, NY 10107 USA
T   1 212 307 1882
F   1 212 541 7008

Coleman-Rosenburg
155 E 55th Street, Suite 5D
New York, NY 10022 USA
T   1 212 838 0734
F   1 212 838 0774

≫≫

NEW YORK MODEL & TALENT AGENCIES>

Creative Mangement Group
301 W 53rd Street, Suite 4K
New York, NY 10019 USA
T   1 212 245 3250
F   1 212 245 2853

CUNNINGHAM, ESCOTT & DIPENE
257 Park Avenue South, Suite 900/950
New York, NY 10010 USA
Voice Over: Sharon Bierut
On Camera: Ken Slevin
Children: Halle Madia
T   1 212 477 1666
T   1 212 477 6622 Children
F   1 212 979 2011
W   www.cedtalent.com
E   info@cedtalent.com

Dorothy Palmer Talent Agency, Inc
235 W 56th Street, Suite 24K
New York, NY 10019 USA
T   1 212 765 4280
F   1 212 765 4280

Douglas, Gorman, Rothacker & Wilhelm Inc
1501 Broadway, Suite 703
New York, NY 10036 USA
T   1 212 382 2000
F   1 212 717 2878

Dulcina Eisen Associates
154 E 61st Street
New York, NY 10021 USA
T   1 212 355 6617
F   1 212 355 6723

Duva-Flack Associates
200 W 57th Street, Suite 1008
New York, NY 10019 USA
T   1 212 957 9600
F   1 212 957 9606

EWCR & Associates
311 W 43rd Street
New York, NY 10036 USA
T   1 212 586 9110
F   1 212 586 8019

Fifi Oscard Agency Inc
110 W 40th, Room 1601
New York, NY 10018 USA
T   1 212 764 1100
F   1 212 840 5019

Frontier Booking International Inc
1560 Broadway, Suite 1110
New York, NY 10036 USA
T   1 212 221 0220

FUNNYFACE TODAY INC
17 W 17th Street, 8th Floor
New York, NY 10011 USA
T   1 212 686 4343
F   1 212 685 6861
*See Ad This Section

Gage Group Inc
315 W 57th Street, Suite 408
New York, NY 10019 USA
T   1 212 541 5250
F   1 212 956 7466

Gersh Agency
130 W 42nd Street, Suite 2400
New York, NY 10036 USA
T   1 212 997 1818
F   1 212 391 8459

Ginger Dicce Talent Agency
56 W 45th Street, Suite 1100
New York, NY 10036 USA
T   1 212 974 7455
F   1 212 869 9652

Hanns Wolters Agency
10 W 37th Street
New York, NY 10018 USA
T   1 212 714 0100
F   1 212 643 1412

Henderson/Hogan Agency Inc
850 Seventh Avenue, Suite 1003
New York, NY 10019 USA
T   1 212 765 5190
F   1 212 586 2855

HWA TALENT REPRESENTATIVES
220 E 23rd Street, Suite 400
New York, NY 10010 USA
T   1 212 889 0800
F   1 212 889 1643

Ingber & Associates
274 Madison Avenue, Suite 1104
New York, NY 10016 USA
T   1 212 889 9450
F   1 212 779 0490

Innovative Artists Talent & Literary Agency
235 Park Avenue S, 7th Floor
New York, NY 10003 USA
T   1 212 253 6900
F   1 212 253 1198

International Creative Management
40 W 57th Street
New York, NY 10019 USA
T   1 212 556 5600
F   1 212 556 5665

J Mitchell Management
440 Park Avenue, S 11th Floor
New York, NY 10016 USA
T   1 212 679 3550

Jerry Kahn Inc
853 Seventh Avenue, Suite 7C
New York, NY 10019 USA
T   1 212 245 7317
F   1 212 582 9898

JORDAN, GILL & DORNBAUM
150 Fifth Avenue, Suite 308
New York, NY 10010-7002 USA
T   1 212 463 8455
F   1 212 691 6111

Kerin-Goldberg & Associates
155 E 55th Street, Suite 5D
New York, NY 10022 USA
T   1 212 838 7373
F   1 212 838 0774

KMA Agency
11 Broadway, Suite 1101
New York, NY 10004 USA
T   1 212 581 4610
F   1 212 422 1283

Krasny Office Inc
1501 Broadway, Room 1303
New York, NY 10036 USA
T   1 212 730 8160
F   1 212 768 9379

Lally Talent Agency
630 Ninth Avenue, Suite 800
New York, NY 10036 USA
T   1 212 974 8718

LBH Associates Inc
1 Lincoln Plaza
New York, NY 10023 USA
T   1 212 501 8936
F   1 212 877 8647

Lionel Larner Ltd
119 W 57th Street, Suite 1412
New York, NY 10019-2401 USA
T   1 212 246 3105
F   1 212 956 2851

Michael Hartig Agency
156 Fifth Avenue
New York, NY 10010 USA
T   1 212 929 1772
F   1 212 929 1266

Norman Reich Agency
1650 Broadway, Suite 303
New York, NY 10019 USA
T   1 212 399 2881
F   1 212 581 4457

Nouvelle Talent Inc
20 Bethune Street, Suite 5A
New York, NY 10014 USA
T   1 212 645 0940

Omnipop Inc Talent Agency
55 W Old Country Road
Hicksville, NY 11801 USA
T   1 516 937 6011
F   1 516 937 6209

Oppenheim-Christie Associates
13 E 37th Street, 7th Floor
New York, NY 10016 USA
T   1 212 213 4330
F   1 212 213 4754

Paradigm
200 W 57th Street, Suite 900
New York, NY 10019 USA
T   1 212 246 1030
F   1 212 246 1521

Peggy Hadley Ents
250 W 57th Street
New York, NY 10107 USA
T   1 212 246 2166
F   1 212 765 2418

Peter Strain & Associates Inc
1501 Broadway, Suite 2900
New York, NY 10036 USA
T   1 212 391 0380
F   1 212 391 1405

Professional Artists Unlimited
321 W 44th Street, Suite 605
New York, NY 10036 USA
T   1 212 247 8770
F   1 212 977 5686

Radioactive Talent Inc
350 Third Avenue, Suite 400
New York, NY 10010 USA
T   1 917 733 4700

≫≫

NEW YORK MODEL & TALENT AGENCIES>

Rapp Enterprises Inc
  1650 Broadway, Suite 1410
  New York, NY 10019 USA
  T   1 212 247 6646
  F   1 212 247 6645

Richard Astor Agency
  250 W 57th Street, Suite 2014
  New York, NY 10107 USA
  T   1 212 581 1970
  F   1 212 581 1980

Sames & Rollnick Associates
  250 W 57th Street, Suite 703
  New York, NY 10107-0703 USA
  T   1 212 315 4434
  F   1 212 582 0122

SCHULLER TALENT/NY KIDS
  276 Fifth Avenue, Suite 204
  New York, NY 10001 USA
  T   1 212 532 6005
  F   1 212 779 3479

Silver Massetti & Szatmary
  145 W 45th Street, Suite 1204
  New York, NY 10036 USA
  T   1 212 391 4545
  F   1 212 354 4941

Spotlight Entertainment
  322 Bowling Green
  New York, NY 10274 USA
  T   1 212 675 4297
  F   1 212 675 8622

Talent Reps Inc
  20 E 53rd Street
  New York, NY 10022 USA
  T   1 212 752 1835
  F   1 212 752 7558

Universal Attractions
  225 W 57th Street
  New York, NY 10019 USA
  T   1 212 582 7575
  F   1 212 333 4508

Waters & Nicolosi
  1501 Broadway, Suite 1305
  New York, NY 10036 USA
  T   1 212 302 8787
  F   1 212 382 1019

William Morris Agency
  1325 Sixth Avenue
  New York, NY 10019 USA
  T   1 212 586 5100
  F   1 212 246 3583

William Schill Agency
  250 W 57th Street, Suite 2402
  New York, NY 10107 USA
  T   1 877 813 3923
  F   1 877 813 3923

Writers & Artists Agency
  19 W 44th Street
  New York, NY 10036 USA
  T   1 212 391 1112
  F   1 212 398 9877

NEW YORK STATE CONTINUED

Magnificent Models Inc
  120-53 Springfield Boulevard
  Queens, NY 11411 USA
  T   1 718 978 6020

US TALENT MANAGEMENT INC
  250 N Goodman Street, Studio 3-6
  Rochester, NY 14607 USA
  Contact: Billy Powell, President
  T   1 716 244 0592
  F   1 716 244 4324
  W   www.ustalent.com
  E   mail@ustalent.com

Barbizon Modeling School
  190 East Post Road
  White Plains, NY 10601 USA
  T   1 914 428 2030
  F   1 914 428 3367

UMODELS
  2 William Street, Suite 202
  White Plains, NY 10601 USA
  Contact: Michael Schneider, President
  T   1 800 4 UMODELS
  F   1 914 682 3683
  W   www.umodels.com
  E   mail@umodels.com

MODEL & TALENT AGENCIES
NORTH CAROLINA

TALENT TREK • ASHEVILLE
  825-C Merrimon Avenue, PMB 356
  Asheville, NC 28804 USA
  Contact: Charlotte Dennison, Booker
  T   1 828 251 0173
  F   1 865 977 9200
  W   www.talentrek.com
  E   talentrek@mindspring.com

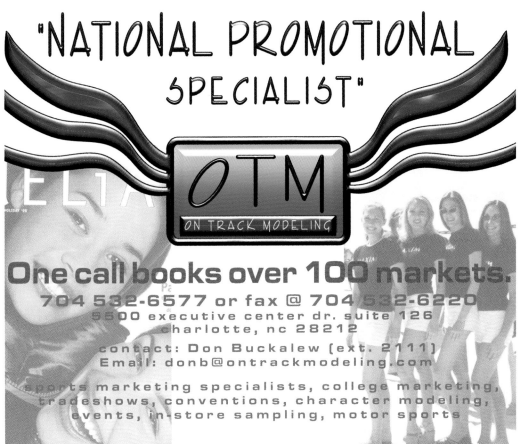
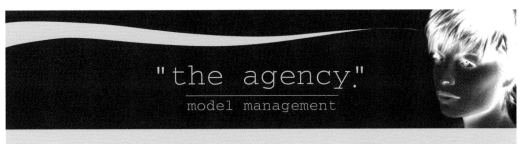

SILHOUETTES INC
P.O. Box 2873
Burlington, NC 27216 USA
Contact: Lori Wright
T   1 336 226 7450
F   1 336 222 1728
W   www.silhouettesinc.com
E   silhouettes@mindspring.com

CHARLOTTE

THE AGENCY
5500 Executive Center Drive, Suite 141
Charlotte, NC 28212 USA
Contact: Doug Hill
T   1 704 688 2139
F   1 704 688 2124
*See Ad This Section.

CAROLINA TALENT
1201 S Graham Street, Suite 201
Charlotte, NC 28203 USA
Contact: Mandy Silla, New Faces Director
Nevin Stackhouse, Booker
Shane Baskin, Booker
T   1 704 332 3218
F   1 704 343 2593
W   www.carolinatalentinc.com
E   carolinatalent@hotmail.com

EVENTPRO STRATEGIES INC / EPS PRODUCTIONS
308 Queens Road, Suite 17
Charlotte, NC 28204 USA
Contact: Jessica Browder / Kit Goldby
Nationwide hand-picked, high-profile talent
T   1 866 ONLY EPS
F   1 425 944 2943
W   www.EventProStrategies.com
E   Jessica@EventProStrategies.com

EVOLUTION MODELS & TALENT INC
400 Clarice Avenue, Suite 230
Charlotte, NC 28204 USA
Contact: Scott Cooper, President
T   1 704 375 9797
F   1 704 375 9796
W   www.evolutionmt.com
E   evolutionmt@hotmail.com

Ice Model Management
McMullen Creek Market,
8318 Pineville-Matthews Road
Charlotte, NC 28226 USA
T   1 704 543 4120
F   1 704 542 4744

John Casablancas/MTM
810 Tyvola Road, Suite 100
Charlotte, NC 28217 USA
T   1 704 523 6966
F   1 704 523 3091

John Robert Powers
1719 South Boulevard, Suite 201
Charlotte, NC 28203 USA
T   1 704 358 9010
F   1 704 358 6711

JTA TALENT INC
820 East Boulevard
Charlotte, NC 28203 USA
T   1 704 377 5987
F   1 704 377 5854

Libby Stone Modeling School & Agency
1819 Charlotte Drive
Charlotte, NC 28203 USA
T   1 704 377 9299
F   1 704 358 8109

ON TRACK MODELING INC
5500 Executive Center Drive, Suite 223
Charlotte, NC 28212 USA
Contact: RD Ecksmith
T   1 704 532 6577
F   1 704 532 6220
W   www.otmcharlotte.com
*See Ad This Section.

SASS MODELING & TALENT AGENCY INC
8419 Clear Meadow Lane
Charlotte, NC 28227 USA
Contact: Terri Alexander
T   1 704 545 5411
F   1 704 545 5295
E   sasstalent4you@cs.com

. . . .

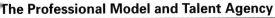

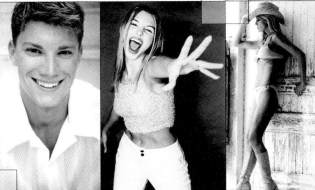

We specialize in booking National Programs for **Promotional** and **Special Events**, as well as **Print** and **Runway Modeling. Film / Television / Industrial Video** and **Corporate Services.**

The Professional Model and Talent Agency

PH. 336.292.5950

www.marilyn-s.com

FAX. 336.294.9178
EMAIL. models@marilyn-s.com
01 Norwalk St. Greensboro, NC 27407

Serving clients on a LOCAL, NATIONAL and INTERNATIONAL level.

Roland's School & Modeling Agency
310 Hope Mills Road
Fayetteville, NC 28304 USA
T   1 910 424 0409
F   1 910 424 4200

Touch of Class
P.O. Box 942
Goldsboro, NC 27530 USA
T   1 919 736 7665
F   1 919 736 8700

Suzanne's Studio of Finishing & Modeling
2502 E Ash Street
Goldsboro, NC 27534 USA
T   1 919 734 7038
F   1 919 751 6544

GREENSBORO

DIRECTIONS USA
3717-C West Market Street
Greensboro, NC 27403 USA
Contact: Jean Catlett
Specializing in Fashion Print, Commercials, Film, Hair and Makeup Artists & Stylists
T   1 336 292 2800
F   1 336 292 2855
W   www.directionsusa.com
E   newfaces@directionsusa.com

MARILYN'S MODEL & TALENT AGENCY
601 Norwalk Street
Greensboro, NC 27407 USA
Promotions: Scottie Seaver
Print/New Faces: Freda Snyder
TV/Film: Kathy Moore
T   1 336 292 5950
F   1 336 294 9178
W   www.marilyn-s.com
E   models@marilyn-s.com
E   scottie@marilyn-s.com
*See Ad This Section

≫

THE TALENT CONNECTION
338 N Elm Street, Suite 204
Greensboro, NC 27401 USA
Contact: Anne Swindell, Owner
T   1 336 274 2499
F   1 336 274 9202
E   talcongso@aol.com

• • • • • • • • • • • • • • • • •

THE BROCK AGENCY
329 13th Avenue NW
Hickory, NC 28601 USA
Contact: Beverly J Brock, President
T   1 828 322 8553
F   1 828 322 3224
W   www.thebrockagency.com
E   talent@twave.net

JOAN BAKER STUDIO
403 Country Club Acres
Kings Mountain, NC 28086 USA
Contact: Joan Baker, Owner/Director
T   1 704 739 6868
F   1 704 739 6866

CB Group Talent Management
1253 Colony Drive
New Bern, NC 28562 USA
T   1 252 638 6912
F   1 252 638 6946

RALEIGH

BARBIZON • AVANTI MODELS INTERNATIONAL
4109 Wake Forest Road, Suite 400
Raleigh, NC 27609 USA
Contact: Teresa Wormack, Director
T   1 919 876 8201
F   1 919 876 6475
W   www.barbizonmodeling.com/raleigh

John Casablancas/MTM
4326 Bland Road
Raleigh, NC 27609 USA
T   1 919 878 0911
F   1 919 954 9008

JOHN ROBERT POWERS
4600 Marriott Drive, Suite 300
Raleigh, NC 27612 USA
Contact: Anila Wali, Executive Director
T   1 919 786 9898
F   1 919 786 9022
W   www.johnrobertpowers.com
E   jrpraleighnc@aol.com

• • • • • • • • • • • • • • • • •

DELIA MODEL & TALENT MANAGEMENT INC
1519 N 23rd Street, Suite 203
Wilmington, NC 28405 USA
Contact: Delia Harper
T   1 910 343 1753
T   1 910 343 0690
F   1 910 343 9473
E   DMTalent@aol.com

MAULTSBY TALENT
THE TALENT SOURCE TRAINING CENTER
112 N Cardinal Drive, Cardinal Place,
Suite 106
Wilmington, NC 28405 USA
Contact: Patty Whitt Strader, President
T   1 910 686 6006
F   1 910 686 6006
E   pstrader@att.net
T   1 910 313 0922

WINSTON-SALEM

The Burns Agency
1255 Marlborough Lane
Winston-Salem, NC 27105 USA
T   1 336 744 5037

Capri & Associates
895 Peters Creek Parkway, Suite 204
Winston-Salem, NC 27103 USA
T   1 336 725 4102
F   1 336 773 1168

Visionquest Model & Talent Agency
5020 Hutchins Street
Winston-Salem, NC 27106 USA
T   1 336 924 5076
F   1 336 924 3966

MODEL & TALENT AGENCIES
NORTH DAKOTA

ACADEMIE AGENCIE
220 Broadway, Suite B
Fargo, ND 58102 USA
Contact: Stacey Ertelt, President
T   1 701 235 8132
F   1 701 235 0027
W   www.academieagencie.com
E   stacey@academieagencie.com

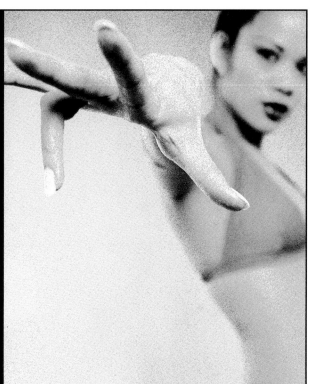
ULTIMATE IMAGE MODEL MANAGEMENT
1242 1st Street North
Fargo, ND 58102 USA
Contact: Natalie Sparrow, Owner
T   1 877 634 1186
F   1 701 271 0106
W   www.ultimateimage.turbo2k.com
E   ultimateimagepro@aol.com

MODEL & TALENT AGENCIES

OHIO

Barbizon
3296 W Market Street
Akron, OH 44333 USA
T   1 330 867 4110
F   1 330 867 0214

PRO-MODEL MANAGEMENT
3296 W Market Street
Akron, OH 44333 USA
Contact: Katie Logan
T   1 330 867 4125
F   1 330 867 0214
W   www.promodelmgmt.com
E   katie@promodelmgmt.com

CINCINNATI

ASHLEY TALENT AGENCY
10948 Reading Road, Suite 310 & 311
Cincinnati, OH 45241 USA
Contact: Pat Webster
T   1 513 554 4836
F   1 513 554 4838

CAM Talent
1150 W 8th Street, Suite 262
Cincinnati, OH 45203 USA
T   1 513 421 1795
F   1 513 421 0122

HEYMAN TALENT
3308 Brotherton Road
Cincinnati, OH 45209 USA
Contact: Anne James, Print Director
SAG/AFTRA Francised
T   1 513 533 3113
TF   1 800 851 7077
F   1 513 533 3135
W   www.heymantalent.com
E   heyman@one.net

>>

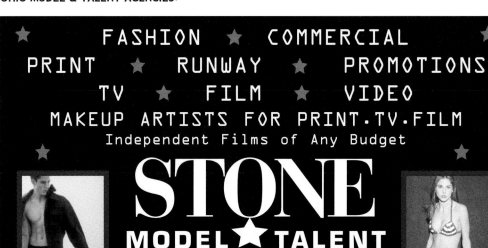

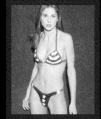

WINGS MODEL AGENCY
906 Main Street, Suite 207
Cincinnati, OH 45202 USA
Contact: Jake Lang, Owner/Director
T   1 513 929 9464
F   1 513 929 9444
W   www.wingsmodels.com

CLEVELAND

BARBIZON
750 W Resource Drive, Suite 200
Cleveland, OH 44131-1836 USA
Contact: Diane Runser
T   1 216 351 8100
F   1 216 351 7202
E   barbizon@stonemodels.com

D'AVILA MODEL & TALENT MANAGEMENT
5840 Ridge Road
Cleveland, OH 44129 USA
Contact: Barbara D'Avila
T   1 440 843 7200
F   1 440 843 8084
E   barbaradavila@core.com

FORD MODELS • CLEVELAND
1300 E 9th Street, Suite 1640
Cleveland, OH 44114 USA
T   1 216 522 1300
F   1 216 522 0520
*See Ad Under New York Section.

IMI TALENT MANAGEMENT
9700 Rockside Road, Suite 410
Cleveland, OH 44125 USA
Contact: Dominick Palazzo / Dennis Boyles
SAG/AFTRA Franchised
T   1 216 901 9710
F   1 216 901 9714
W   www.imitalent.com
E   info@imitalent.com
*See Ad This Section

MILLENNIUM MODEL MANAGEMENT
1148 Main Avenue
Cleveland, OH 44113 USA
T   1 216 771 7300
F   1 216 771 8282
W   www.millennium-models.com
E   tgroman@millennium-models.com
*See Ad This Section.

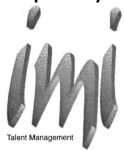
Tommy's New Attitude
3710 E 149th Street
Cleveland, OH 44120 USA
T   1 216 751 7688

STONE MODEL & TALENT AGENCY
750 W Resource Drive, Suite 200
Cleveland, OH 44131-1836 USA
Contact: Harold Hafner or Sofia Stephens
T   1 216 351 7300
F   1 216 351 7167
E   agent@stonemodels.com
***See Ad This Section.**

COLUMBUS

CAM Talent
1350 W 5th Avenue, Suite 25
Columbus, OH 43212 USA
T   1 614 488 1122
F   1 614 488 3895

DEAN MODEL & TALENT
BARBIZON OF CENTRAL OHIO
1080 Kingsmill Parkway, Suite 211
Columbus, OH 43229 USA
Contact: Jane Dean, Owner/Director
T   1 614 885 7200
F   1 614 888 4145

Jo Goenner Talent Agency
4700 Reed Road, Suite E
Columbus, OH 43220 USA
T   1 614 459 3582
F   1 614 459 3584

The Right Direction Inc
4770 Indianaola Avenue, Suite 160
Columbus, OH 43214 USA
T   1 614 848 3357
F   1 614 848 8748

S2 MANAGEMENT GROUP
844 N High Street
Columbus, OH 43215 USA
Contact: Stephanie Stein
T   1 614 294 0100
F   1 614 294 8281
E   S2mgmtgrp@aol.com

Z MODELS INC
985 Mediterranean Avenue
Columbus, OH 43229 USA
Contact: Debbie Best
T   1 614 436 9006
F   1 614 436 9016
W   www.zmodelsinc.com
***See Ad This Section.**

>>

. . . .

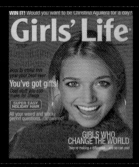
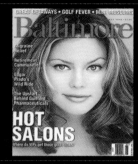
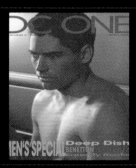
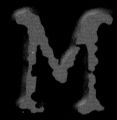
Do It Right
1745 Windsor Street
Cuyahoga Falls, OH 44221-4233 USA
T   1 330 920 0988
F   1 330 920 3791

Jo Goenner Talent
2299 Miamisburg Centerville Road
Dayton, OH 45459 USA
T   1 937 312 0071
F   1 937 312 0081

SHARKEY AGENCY INC
1299-H Lyons Road
Dayton, OH 45458 USA
Contact: Norma Sharkey, President
T   1 937 434 4461
F   1 937 435 0991

NEW YORK TALENT SCOUTS
5437 Olde Dublin Woods Drive
Dublin, OH 43016 USA
Contact: Sheila Quelette, Director
T   1 614 799 9381
F   1 614 799 9382
W   www.nyscouts.com
E   shesheq1@aol.com

Z MODELS INC
3067 West Market Street, PH
Fairlawn, OH 44333 USA
Contact: Michel LaMonica
T   1 330 869 5050
F   1 330 869 5806
W   www.zmodelsinc.com
***See Ad This Section.**

Go International Model Management Inc
3351 Valley View Road NE
Lancaster, OH 43130 USA
T   1 614 554 6974
F   1 740 653 1792

Sherry Lee Finishing School
7745 Cricket Circle NW
Massillion, OH 44646 USA
T   1 330 833 2973

John Casablancas/MTM
5405 Southwyck Boulevard, Suite 200
Toledo, OH 43614 USA
T   1 419 866 6335
F   1 419 866 1049

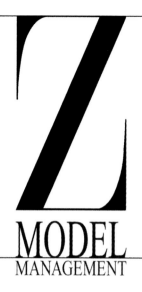

Z
MODEL
MANAGEMENT

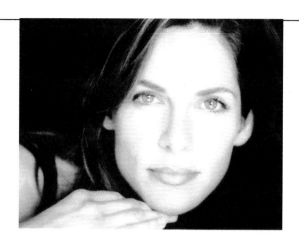

CLEVELAND

T E L	•	3 3 0	8 6 9	5 0 5 0
F A X	•	3 3 0	8 6 9	5 8 0 6

COLUMBUS

T E L	•	6 1 4	4 3 6	9 0 0 6
F A X	•	6 1 4	4 3 6	9 0 1 6

W W W . Z M O D E L S I N C . C O M

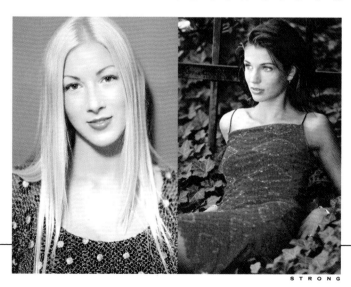

STRONG

Margaret O'Brien Star Bound
330 S Reynolds Road, Suite 12
Toledo, OH 43623 USA
T   1 419 843 4433
F   1 419 843 2244

MODEL & TALENT AGENCIES
OKLAHOMA

MTM AGENCY / JOHN CASABLANCAS
107 B.J. Tunnel Boulevard
Miami, OK 74354 USA
Contact: Robin Smith / Jolie Schulte
T   1 479 444 7972
F   1 479 587 8555
W   www.jc-centers.com
E   JCFAYAR@aol.com

Park Ave Modeling Agency
515 N Canadian Terrace
Mustang, OK 73064-6131 USA
T   1 405 745 9600
F   1 405 745 4505

HARRISON/GERS MODEL & TALENT AGENCY
1707 W Wilshire Boulevard
Oklahoma City, OK 73116 USA
Contact: Pattye O. Gers
T   1 405 840 4515
T   1 405 840 4546
F   1 405 840 1545
E   harrison-gersmodels@prodigy.net

John Casablancas/MTM
5009 N Pennsylvannia Avenue, Suite 200
Oklahoma City, OK 73112 USA
T   1 405 842 0000
F   1 405 842 0069

TULSA

Russell Langley Agency
309 E 2nd Street
Tulsa, OK 74120 USA
T   1 918 749 5533
F   1 918 749 5549

Linda Layman Agency Ltd
3546 E 51st Street
Tulsa, OK 74135-3518 USA
T   1 918 744 0888
F   1 918 744 1802

MODEL & TALENT AGENCIES
OREGON

John Casablancas/MTM
9400 SW Beaverton Hillsdale Highway, Suite 130
Beaverton, OR 97005 USA
T   1 503 297 7730
F   1 503 292 8772

ABC Model/Talent/Sport Management
1144 Willagillespie Road, Suite 1
Eugene, OR 97401 USA
T   1 541 485 6960
F   1 541 485 1994

IMD • IMAGE & MODELING DEVELOPMENT
1245 N Riverside Drive, Suite 20
Medford, OR 97501 USA
Contact: Teresa Farmen
T   1 541 858 8158
F   1 541 858 1975
W   www.imdmodeling.com
E   info@imdmodeling.com

PORTLAND

ABC Models/Talent/Sport Management
3829 NE Tillamook
Portland, OR 97212 USA
T   1 503 249 2945
F   1 503 249 7429

CUSICKS' TALENT AGENCY
1009 N.W. Hoyt, Suite 100
Portland, OR 97209 USA
Contact: Justin Habel
Fashion Print and Runway,
Commercial Print & On-Camera
T   1 503 274 8555
F   1 503 274 4615
W   www.q6talent.com
E   justin@q6talent.com

Face Value Model & Talent
418 SW Washington Street, Suite 400
Portland, OR 97204 USA
T   1 503 517 8691
F   1 503 517 8780

Mode Models
319 SW Washington, Suite 719
Portland, OR 97204 USA
T   1 503 227 6633
F   1 503 243 5327

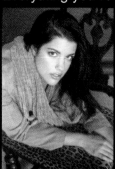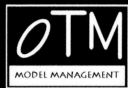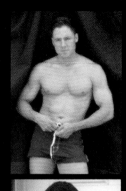
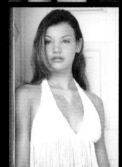
Ryan Artists Inc
239 NW 13th Avenue, Suite 215
Portland, OR 97209 USA
T 1 503 274 1005
F 1 503 274 0907

• • • • • • • • • • • • • • • •

CINDERELLA MODELS AGENCY
317 Court NE, Suite 200
Salem, OR 97301 USA
Contact: Sue Ferguson / Candace Adams
T 1 503 581 1073
F 1 503 581 2260
W www.cinderellamodels.com

MODEL & TALENT AGENCIES
PENNSYLVANIA

PRO MODEL & TALENT MANAGEMENT
1244 Hamilton Street, 2nd Floor
Allentown, PA 18102 USA
Contact: Laurie Bickford, President
T 1 610 820 5359
F 1 610 434 0900
W www.promodelagency.com
E promodel@fast.net

Barbizon
22 Greenfield Avenue
Ardmore, PA 19003 USA
T 1 610 649 9700
F 1 610 645 9621

Slickis Models
1777 Walton Road, Suite 204, Building 12
Blue Bell, PA 19422 USA
T 1 215 540 0440
F 1 215 540 0419

Kane Modeling School & Management
110 Morgan Center
Butler, PA 16001 USA
T 1 724 287 0576

LOOK MODEL MANAGEMENT
Highway 315, 228 Main Street
Dupont, PA 18641 USA
Contact: Edmund Poplawski, President
or Kimberly Kalasinski, Director
T 1 570 655 7220
F 1 570 655 7221
W www.lookmodel.com
E lookmodel@aol.com

≫≫

DONATELLI
MODEL / CASTING AGENCY

PRINT • TV • FILM • FASHION • TRADE SHOWS • NATIONWIDE MARKETING TEAMS

156 Madison Avenue, Hyde Park, Reading, PA 19605 USA
Tel: 610-921-0777 • Fax: 610-921-7177

www.donatellimodels.com • *Serving Clients Since 1981*

BARBIZON
1033 Maclay Street, P.O. Box 5445
Harrisburg, PA 17110 USA
T   1 717 234 3277
F   1 717 234 4369

FASHION MYSTIQUE MODELING AGENCY
611 N Mountain Road
Harrisburg, PA 17112 USA
T   1 717 561 2099
F   1 717 909 9987

MILLENNIUM MODEL MANAGEMENT
601 S Henderson Road, Suite 203
King of Prussia, PA 19406 USA
Contact: Linda Vetter
T   1 610 337 8450
F   1 610 337 8470

Plaza 7 Model & Talent Reps
160 North Gulph Road
King of Prussia, PA 19406 USA
T   1 610 337 2693
F   1 610 337 4762

BOWMAN AGENCY
P.O. Box 4071
Lancaster, PA 17604 USA
Contact: Mary Bowman, Owner
T   1 717 898 7716
F   1 717 898 6084
E   mlbowman@thebowmanagency.com

John Casablancas/MTM
P.O. Box 670, 1100 North Buckstown Drive, Suite 204
Langhorne, PA 19047 USA
T   1 215 752 8600
F   1 215 752 8946

MMA • MODEL MANAGEMENT AGENCY INC
106 S Bellevue Avenue, Suite 212
Langhorne, PA 19047 USA
Contact: Ellen Wasser-Hrin
FULL SERVICE AGENCY SERVING TRI-STATE AREA.
Places models internationally.
Also available for national bookings.
T   1 215 752 8603
F   1 215 752 8604
E   modelmngagency@peoplepc.com

Greer Lange Model & Talent Agency Associates
40 Lloyd Avenue, Suite 104
Malvern, PA 19355 USA
T   1 610 647 5515
F   1 610 889 3097

MILLENIA MODEL & TALENT MANAGEMENT
A Division of Harman Enterprises
4902 Carlisle Pike, Suite 228
Mechanicsburg, PA 17055 USA
Contact: Kelli Harman
T   1 717 730 4075
F   1 717 730 4073
W   www.milleniamodels.com
E   rtklharman@aol.com

Main Line Models
1215 W Baltimore Pike, Suite 9
Media, PA 19063 USA
T   1 610 565 5445
F   1 610 891 9140

PHILADELPHIA

Expressions Model & Talent Agency
220 Church Street
Philadelphia, PA 19106 USA
T   1 215 923 4420
F   1 215 440 7179

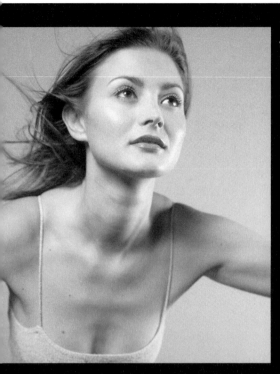

GWA Agency
525 South 4th Street, Suite 365
Philadelphia, PA 19147 USA
T   1 215 627 9533

John Robert Powers
1528 Spruce Street
Philadelphia, PA 19102 USA
T   1 215 732 4060
F   1 215 732 6212

Mary Anne Claro Talent Agency Inc
1513 West Passyunk Avenue
Philadelphia, PA 19145 USA
T   1 215 465 7788

Midiri Model & Talent Inc
124 Chestnut Street
Philadelphia, PA 19106 USA
T   1 215 629 5858
F   1 215 629 2895

ON TRACK MODELING INC
4190 City Avenue, Suite 528
Philadelphia, PA 19131 USA
Contact: Michael Pascarella, President
T   1 215 877 4500
F   1 215 877 6457
*See Ad This Section.

REINHARD MODEL & TALENT AGENCY
2021 Arch Street, Suite 400
Philadelphia, PA 19103 USA
Contact: Virginia B. Doyle
T   1 215 567 2000
F   1 215 567 6322
W   www.reinhardagency.com

PITTSBURGH

Barbizon
9 Parkway Center, Suite 160
Pittsburgh, PA 15220 USA
T   1 412 937 0700
F   1 412 937 0704

DOCHERTY MODEL & TALENT
109 Market Street
Pittsburgh, PA 15222 USA
Contact: Debra L. Docherty, President
PRINT • FILM • TELEVISION • RADIO •
RUNWAY • PROMOTIONAL • TRADE SHOWS
T   1 412 765 1400
F   1 412 765 0403
E   docherty@sgi.net

≫≫

Model Management Modeling Agency
394 Road I Road
Pittsburgh, PA 15235 USA
T   1 412 731 7171
F   1 412 731 5636

Prestige Modeling Agency Inc
10028 Frankstown Road
Pittsburgh, PA 15235 USA
T   1 412 731 4810
F   1 412 731 8970

THE TALENT GROUP INC
2820 Smallman Street
Pittsburgh, PA 15222 USA
Contact: Richard Kohn
PRINT • TV • FILM • PROMOTIONAL •
RUNWAY • TRADE SHOWS
T   1 412 471 8011
F   1 412 471 0875
W   www.talentgroup.com
E   talent.group@verizon.net
***See Ad This Section.**

VAN ENTERPRISES AGENCY
908 Perry Highway, Suite 1
Pittsburgh, PA 15229 USA
Contact: Laurie Ann Vangenewitt
Representing Children, Teens, Adults
& Senior Citizens
T   1 412 364 0411

• • • • • • • • • • • • • • • • •

DONATELLI MODELING & CASTING AGENCY
156 Madison Avenue, Hyde Park,
Reading, PA 19605-2962 USA
Contact: Tony or Mickey Donatelli
T   1 610 921 0777
F   1 610 921 0778
W   www.donatellimodels.com
E   tony@donatellimodels.com
***See Ad This Section.**

MARY LEISTER CHARM & FINISHING SCHOOL
539 Court Street
Reading, PA 19601 USA
Contact: Mary Leister
T   1 610 373 6150

CLICK MODELS OF PHILADELPHIA INC
216 Green Tree Drive
Westchester, PA 19382 USA
Contact: Renee Lauren
T   1 610 399 0700
F   1 610 399 3004
E   ClickModelsPA@aol.com
***See Ad Under New York Section.**

Vision Model Management
14999 Colver Road
West Springfield, PA 16506 USA
T   1 814 833 7416
F   1 814 922 7740

MODEL & TALENT AGENCIES
PUERTO RICO

Cutie Escuela Y Agencia De Modelos
Marginal D-3 Vista Azul
Arecibo, PR 00612 USA
T   1 787 878 3885
F   1 787 878 3885

Lianabel Agency Inc
Calle Marginal #272, Suite 4, Edificio Tropical Plaza
Hatillo, PR 00659 USA
T   1 787 820 5354
F   1 787 820 7027

Desiree Lowry
P.O. Box 11850
San Juan, PR 00922-1850 USA
T   1 787 792 1040
F   1 787 774 1070

D'Rose International
1261 Ponce de Leon Avenue
San Juan, PR 00907 USA
T   1 787 722 5580
F   1 787 724 1735

UNICA
Calle Cesar Gonzalez No. 400, Depto. 157
San Juan, PR 00918 USA
T   1 787 756 7834
F   1 787 250 6463

Visage International Models
P.O. Box 30675
San Juan, PR 00929-1675 USA
T   1 787 292 2582
F   1 787 292 2582

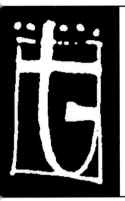
MODEL & TALENT AGENCIES
RHODE ISLAND

A.K.A. Models
239 Harris Avenue, 2nd Floor
Providence, RI 02903 USA
T   1 401 751 8300

MODEL CLUB INC
269 South Main Street
Providence, RI 02903 USA
Contact: Ed Sliney
Call for Agency Book
Will Overnight Express Immediately.
T   1 401 273 7120
F   1 401 273 1642
W   www.modelclubinc.com
E   modelclubinc@worldnet.att.net

Rhode Island Casting Services
P.O. Box A
Rumford, RI 02916 USA
T   1 401 941 5500
F   1 508 336 0826

Character Kids Model Management
1645 Warwick Avenue, Suite 225
Warwick, RI 02889 USA
T   1 401 739 3334
F   1 401 732 8188

John Casablancas/MTM
1 Lambert Lind Highway
Warwick, RI 02888 USA
T   1 401 463 5866
F   1 401 463 8504

NINE MANAGEMENT
1645 Warwick Avenue, Suite 225
Warwick, RI 02889 USA
T   1 401 732 8487
F   1 401 732 8406

MODEL & TALENT AGENCIES
SOUTH CAROLINA

CD MODELS & PROMOTIONS
1396 Stiles Bee Avenue
Charleston, SC 29412 USA
Contact: Cory Dueger, President
T   1 843 762 6655
E   cdmodels@hotmail.com

MILLIE LEWIS MODELS & TALENT
1904 Savannah Highway
Charleston, SC 29407 USA
Contact: Suzanne Manseau Green, Owner/Director
T   1 843 571 7781
F   1 843 763 0365
W   www.mlamtc.com
E   mlcharleston@hotmail.com

CAROLINA WINDS PRODUCTIONS
141 Gadsden Street
Chester, SC 29706 USA
Contact: Donna Ehrlich
T   1 803 581 2278
F   1 803 581 7703

COLUMBIA

COLLINS MODELS & TALENT INC
1410 Colonial Life Building, Suite 230
Columbia, SC 29210 USA
Contact: Diane Turok / Larry Baldwin
Mailing: P.O. Box 234, Columbia, SC 29202
T   1 803 216 0550
T   1 803 345 1364
F   1 803 932 9285
W   www.collinsmodels.com
E   collinsmodels@aol.com

≫≫

MILLIE LEWIS MODEL & TALENT AGENCY
   3612 Landmark Drive, Suite D
   Columbia, SC 29204 USA
   Contact: Sheilah Dixon, Director
   T   1 803 782 7338
   F   1 803 790 0444

SHAW'S MODEL & TALENT CENTER
   200 Berkshire Drive
   Columbia, SC 29223 USA
   Contact: Diane Shaw, Director
   T   1 803 699 0158
   F   1 803 419 5001
   W   www.shawmodels.com
   E   shawmodels@aol.com

. . . .

DREAMS UNLIMITED
   959 Mauldin Road, Suite 104
   Greenville, SC 29607 USA
   Contact: Pam Peters, Executive Director
   T   1 864 299 5077
   T   1 864 299 5075 Recording Studio
   F   1 864 299 5079
   E   scagent4u@aol.com

MILLIE LEWIS MODEL & TALENT AGENCY
GREENVILLE
   1228 S Pleasantburg Drive
   Greenville, SC 29605 USA
   Contact: Barbara & George Corell
   T   1 864 299 1101
   F   1 864 299 1119
   E   mlgville@acsinc.net

Carmichael Talent
   P.O. Box 884
   Johnsonville, SC 29555 USA
   T   1 843 386 3320
   F   1 843 386 3893

SHOWCASE TALENT
   1200 33rd Avenue S
   North Myrtle Beach, SC 29582 USA
   Contact: Marsha McCollum
   T   1 843 272 8009
   F   1 843 361 0253
   W   www.showcasetalent.com
   E   marsha@showcasetalent.com

Betty Lane Models School & Agency
   951 Doyle Street
   Orangeburg, SC 29115 USA
   T   1 803 534 9672
   F   1 803 535 3000

RUSSELL ADAIR
FASHION STUDIO   PHOTOGRAPHY

RUSSELL ADAIR FASHION STUDIO
   1418 D Avenue
   West Columbia, SC 29169 USA
   Contact: Russell Adair
   Photography, Stylist, M/U, Wardrobe
   T   1 803 794 7233

MODEL & TALENT AGENCIES
SOUTH DAKOTA

Haute Models
   1002 W 6th Street
   Sioux Falls, SD 57104 USA
   T   1 605 360 6772
   F   1 605 362 7589

Professional Image By Rosemary
   2815 East 26th Street
   Sioux Falls, SD 57103 USA
   T   1 605 334 0619

MODEL & TALENT AGENCIES
TENNESSEE

The Hurd Agency
   500 Eversholt Court
   Antioch, TN 37013 USA
   T   1 615 399 9901
   F   1 615 365 0246

Advantage Models & Talent
   P.O. Box 3145
   Brentwood, TN 37024 USA
   T   1 615 833 3005
   F   1 615 331 8267

AMBIANCE MODELS & TALENT
   1096 Dayton Boulevard
   Chattanooga, TN 37405 USA
   Contact: Jana Smith, President
   T   1 423 265 2121
   F   1 423 265 2190
   E   ambianc@aol.com

Connections Model & Talent Agency
P.O. Box 3695
Clarksville, TN 37043 USA
T   1 931 358 5883
F   1 931 358 0879

Upstage Modeling
146 Country Meadow Lane
Crossville, TN 38572 USA
T   1 931 788 2463
F   1 931 484 2218

The Model Group
115 Daniels Drive
Franklin, TN 37064 USA
T   1 615 591 6360

Career Model & Talent Management
P.O. Box 977
Hendersonville, TN 37077 USA
T   1 615 824 1622
F   1 615 824 1611

Brenda Wilson Modeling School & Management
2600 Fort Henry Drive
Kingsport, TN 37664 USA
T   1 423 246 6838
F   1 423 246 6838

KNOXVILLE

18 KARAT TALENT & MODELING AGENCY
6409 Deane Hill Drive
Knoxville, TN 37919-6003 USA
Contact: Cindy Swicegood
T   1 865 558 0004
F   1 865 558 9823
W   www.18karat.com
E   cindy@18karat.com

Knoxville Model Agency
433 Kendall Road
Knoxville, TN 37919 USA
T   1 865 693 6010
F   1 865 588 6922

Premier Model & Talent Agency
1612 Cove Creek Lane
Knoxville, TN 37919 USA
T   1 865 588 8083
F   1 865 588 1806

TALENT TREK AGENCY
406 Eleventh Street
Knoxville, TN 37916 USA
Contact: Charlotte Dennison / Juanell Walker
T   1 865 977 8735
F   1 865 977 9200
W   www.talentrek.com
E   talentrek@aol.com

MEMPHIS

COLORS AGENCY INC
408 South Front Street, Suite 108
Memphis, TN 38103 USA
Contact: Annette A. Outlan / Jo W. Bracey
T   1 901 523 9900
F   1 901 523 2050
W   www.colorsagency.com
E   info@colorsagency.com

THE DONNA GROFF AGENCY INC
P.O. Box 382517
Memphis, TN 38183-2517 USA
Contact: Donna Groff
T   1 901 854 5561
F   1 901 854 5561
W   www.mlamtc.com

OUR AGENCY INC
3092 Poplar Avenue, Suite 3
Memphis, TN 38111 USA
Contact: Autumn Chastain, Director
or Chad Johnson, Booking
T   1 901 323 7010
F   1 901 323 4191
W   www.ouragencyofmemphis.com
E   info@ouragencyofmemphis.com

John Casablancas/MTM
5028 Park Avenue
Memphis, TN 38117 USA
T   1 901 685 0066
F   1 901 685 0077

Robbins Model & Talent
176 Walnut Bend
Memphis, TN 38018 USA
T   1 901 753 8360
F   1 901 754 0902

>>

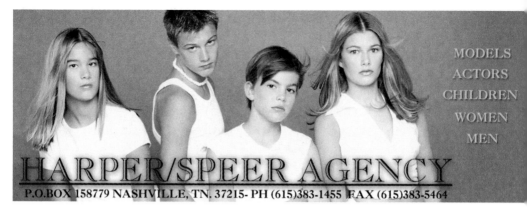

HARPER/SPEER AGENCY

MODELS
ACTORS
CHILDREN
WOMEN
MEN

P.O.BOX 158779 NASHVILLE, TN. 37215- PH (615)383-1455 FAX (615)383-5464

NASHVILLE

AMAX-Amer'n Models, Actors, Extras
4121 Hillsboro Road, Hillsboro Corner, Suite 300
Nashville, TN 37215 USA
T   1 615 292 0246
F   1 615 292 2054

Billy Deaton Talent
1300 Divison Street, Suite 102
Nashville, TN 37203 USA
T   1 615 244 4259
F   1 615 242 1177

COLEMAN MODEL & TALENT AGENCY
P.O. Box 40191
Nashville, TN 37204 USA
Contact: Crystal Coleman / Cindy Lovell
T   1 615 385 5797
F   1 615 269 3386
W   www.colemantalent.com
E   info@colemantalent.com

HARPER/SPEER AGENCY INC
P.O. Box 158779
Nashville, TN 37215 USA
Contact: Susan Speer
T   1 615 383 1455
F   1 615 383 5464
W   www.harperspeer.com
E   harpspeer@aol.com
*See Ad This Section.

Jo-Susan Modeling & Finishing School
2011 Richard Jones Road
Nashville, TN 37215 USA
T   1 615 279 1696
F   1 615 279 1697

Lynda Alexander & Associates
315 Arbor Creek Boulevard
Nashville, TN 37217 USA
T   1 615 367 9398
F   1 615 367 9398

TALENT TREK • NASHVILLE
2021 21st Avenue S, Suite 102
Nashville, TN 37212 USA
Contact: Evelyn Foster / Sharon Smith
T   1 615 279 0010
F   1 615 279 0013
W   www.talentrek.com
E   ttanash@aol.com

TML Talent Agency
P.O. Box 40763
Nashville, TN 37204 USA
T   1 615 321 5596
F   1 615 321 5497

William Morris Agency
2100 W End Avenue, Suite 1000
Nashville, TN 37203 USA
T   1 615 963 3000
F   1 615 963 3090

Y&K Talent
P.O. Box 41656
Nashville, TN 37204 USA
T   1 615 386 3277
F   1 615 383 4208

• • • • • • • • • • • • • • • • •

TIME FLIES MODEL & TALENT
215 1st Street
Union City, TN 38261 USA
T   1 731 885 2897
F   1 731 885 2897

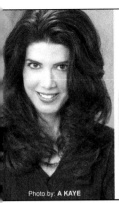
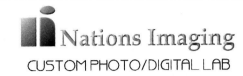
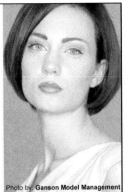
TENNESSEE - TEXAS AGENCIES

MODEL & TALENT AGENCIES

TEXAS

Q TALENT ACTING & MODELING
15918 Midway Road
Addison, TX 75001 USA
T   1 214 237 4540
F   1 214 237 4553
W   www.qtalentinc.com
E   talent@qtalentinc.com

**TALENT QUEST INTERNATIONAL
MODEL & TALENT AGENCY**
15918 Midway Road
Addison, TX 75001 USA
T   1 214 237 4554
F   1 214 237 4553
W   www.talentquestintl.com
E   ch@talentquestintl.com

TOMAS AGENCY
14275 Midway Road, Suite 220
Addison, TX 75001 USA
Contact: Michael Tomas, President
T   1 972 687 9181
F   1 972 687 9182
W   www.tomasagency.net
E   tomasagency@msn.com

AMARILLO

Anderson Model & Talent
2722 W 6th Street
Amarillo, TX 79106 USA
T   1 806 374 1159
F   1 806 374 2420

**DIANE DICK INTERNATIONAL MODELING
& TALENT AGENCY**
1410 S Washington Street
Amarillo, TX 79102 USA
Contact: Diane Dick
T   1 806 376 8736
F   1 806 376 8841
E   Ddleg@aol.com

MODELS WEST MODEL & TALENT AGENCY
3405 South Western, Suite 201
Amarillo, TX 79109 USA
Contact: Carol Henderson
T   1 806 352 1943
F   1 806 355 6154
W   www.ModelsWest.com
E   modelswest@aol.com

AUSTIN

ACCLAIM TALENT
4107 Medical Parkway, Suite 210
Austin, TX 78756 USA
Contact: Jeff Nightbyrd / Jane Barkow
T   1 512 323 5566
F   1 512 323 5553
W   www.acclaimtalent.com
E   acclaim@jump.net

DB Talent
3107 Slaughter Lane W
Austin, TX 78748-5705 USA
T   1 512 292 1030
F   1 512 292 1032

John Robert Powers
9037 Research Boulevard, Suite 100
Austin, TX 78759 USA
T   1 512 835 5089

>>

K Hall Agency
  1195 Angelina
  Austin, TX 78702 USA
  T   1 512 476 7523
  F   1 512 476 7544

REFLECTIONS FASHION & TALENT AGENCY INC
  110 Alta Plaza
  Corpus Christi, TX 78411 USA
  Contact: Doreen Crow, Owner/Director
  T   1 361 854 9277
  F   1 361 857 5447
  E   dcrow@infi.net

DALLAS

Barbizon School
  12700 Hillcrest Road, Suite 142
  Dallas, TX 75230-2009 USA
  T   1 972 980 7477
  F   1 972 934 0941

THE CAMPBELL AGENCY
  3906 Lemmon Avenue, Suite 200
  Dallas, TX 75219 USA
  Contact: Nancy Campbell, President
  T   1 214 522 8991
  F   1 214 522 8997

DALLAS MODEL GROUP
  12700 Hillcrest Road, Suite 142
  Dallas, TX 75230 USA
  Contact: SM Stephan
  T   1 972 980 7647
  F   1 972 934 0941
  E   dmgmaai@hotmail.com

EVENTPRO STRATEGIES INC / EPS PRODUCTIONS
  4300 North Horizon Parkway, Suite 137
  Dallas, TX 75287 USA
  Contact: Jessica Browder / Kit Goldby
  Nationwide hand-picked, high-profile talent
  T   1 866 ONLY EPS
  F   1 425 944 2943
  W   www.EventProStrategies.com
  E   Jessica@EventProStrategies.com

GANSON MODEL MANAGEMENT
  6434 Maple Avenue, Suite 336
  Dallas, TX 75235 USA
  Contact: Eric L. Ganison
  T   1 214 366 2412
  F   1 214 366 0376
  W   www.gansonmodelmanagement.com
  E   milan@airmail.net

THE HORNE AGENCY INC
  4420 West Lovers Lane
  Dallas, TX 75209 USA
  T   1 214 350 9220
  W   www.thehorneagency.com
  E   thehorneagency@juno.com

The Kimberly Ellis Group
  8204 Elmbrook, Suite 201
  Dallas, TX 75247 USA
  T   1 214 638 2020
  F   1 214 638 2048

KIM DAWSON AGENCY INC
  2300 Stemmons Freeway, 1643 Apparel Mart
  Dallas, TX 75258 USA
  Mailing Address: PO Box 585060,
  Dallas, TX 75258 USA
  TX LIC.#115
  T   1 214 638 2414
  F   1 214 638 7567
  ***See Ad This Section.**

KIM DAWSON AGENCY INC • TALENT DIVISION
  2700 North Stemmons Freeway, Suite 700
  Dallas, TX 75207 USA
  TX LIC.# 00000216
  T   1 214 630 5161
  F   1 214 630 8259
  ***See Ad This Section.**

Marquee Talent Inc
  5911 Maple Avenue, P.O. Box 35269
  Dallas, TX 75235 USA
  T   1 214 357 0355
  F   1 214 357 0442

MARY COLLINS AGENCY
  2909 Cole Avenue, Suite 250
  Dallas, TX 75204 USA
  Contact: Mary Collins, Owner/Agent
  T   1 214 871 8900
  F   1 214 871 8945
  W   www.marycollins.com
  E   info@marycollins.com

KIM DAWSON
AGENCY

2300 Stemmons Freeway, 1643 Apparel Mart, Dallas, TX 75258 USA
Tel: 214.638.2414   Fax: 214.638.7567   TX Lic# 115

PAGE 214 • PAGE PARKES MODELS REP
3303 Lee Parkway, Suite 205
Dallas, TX 75219 USA
Contact: Nancy Halford
TX LIC. # 242
T   1 214 526 4434
F   1 214 526 6034
W   www.page305.com
E   dallasmodels@pageparkes.com

John Robert Powers
6320 Camp Bowie Boulevard
Ft Worth, TX 76116 USA
T   1 817 738 2021
F   1 817 738 2029

CREATIVE TALENT AGENCY INC
400 Banc One Building,
111 S Garland Avenue, 4th Floor
Garland, TX 75040 USA
Contact: Martin Spiritas
T   1 972 485 1990
E   spiritas@airmail.net

Premier Talent
P.O. Box 532788
Grand Prairie, TX 75053 USA
T   1 972 237 1919
F   1 972 237 1616

HOUSTON

Actors Etc Inc
2620 Fountain View, Suite 210
Houston, TX 77057 USA
T   1 713 785 4495
F   1 713 785 2641

BARBIZON • HOUSTON
5433 Westheimer Road, Suite 300
Houston, TX 77056 USA
Contact: Gail Barry, President
TX Lic #: 00000153
T   1 713 850 9111
F   1 713 850 8229
W   www.barbizonhouston.com
E   barbizon@barbizonhouston.com

Chris Wilson's Studio for Actors
2506 South Boulevard
Houston, TX 77098 USA
T   1 713 520 1991
F   1 713 520 1993

FIRST MODELS & TALENT AGENCY
5433 Westheimer Avenue, Suite 310
Houston, TX 77056 USA
Contact: Gail Barry, President
TX Lic #: 00000153
T   1 713 850 9611
F   1 713 850 8229
E   firstmodels@firstmodelshouston.com

MAYO HILL SCHOOL OF MODELING
7887 San Felipe, Suite 227
Houston, TX 77063 USA
TX Lic #: 00000304
T   1 713 789 7340
F   1 713 789 6163
W   www.mayohill.com
E   info@mayohill.com
*See Ad This Section.

≫≫

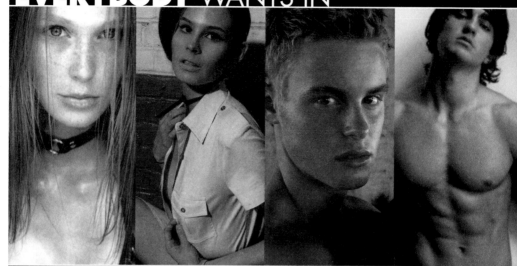

EVERYBODY WANTS IN

NEAL HAMIL AGENCY

a modern images inc. company

7887 San Felipe Suite 227 • Houston, TX 77063

T 1 713 789 1335   F 1 713 789 6163   E info@nealhamilmodels.com

NEAL HAMIL AGENCY
7887 San Felipe, Suite 227
Houston, TX 77063 USA
Contact: BJ Shell or Jeff Shell
Print & Fashion Bookings, Runway, Broadcast
TX Lic#: 00000304
T   1 713 789 1335
F   1 713 789 6163
W   www.nealhamilmodels.com
E   info@nealhamilmodels.com
*See Ad This Section.

PAGE 713 • MODEL & TALENT AGENCY
2727 Kirby Drive, Penthouse
Houston, TX 77098 USA
Contact: Page Parkes-Eveleth
TX LIC. #117
T   1 713 807 8222
F   1 713 807 0055
W   www.pageparkes.com
E   houstonmodels@pageparkes.com

PAGE PARKES CENTER OF MODELING & ACTING
2727 Kirby Drive, Suite 800
Houston, TX 77098 USA
Contact: Lisa Lyngos, Director of Marketing
T   1 713 807 8200
F   1 713 807 0022
W   www.pageparkes.com
E   modelcenter@pageparkes.com

Pastorini-Bosby Talent Agency
3013 Fountainview Drive
Houston, TX 77057-6120 USA
T   1 713 266 4488
F   1 713 266 3314

SHERRY YOUNG/MAD HATTER
MODEL & TALENT AGENCY
2620 Fountainview, Suite 212
Houston, TX 77057 USA
Contact: Michael Young, Owner
T   1 713 266 5800
F   1 713 266 2044
E   symhtalent@aol.com

Robert Spence Modeling Agency
4418-74th Street, Suite 53
Lubbock, TX 79424 USA
T   1 806 797 8134
F   1 806 797 6850

PS IMAGES
1105 Pueblo Drive
Midland, TX 79705 USA
T   1 915 683 0844
F   1 915 683 0870

Teresa Models & Company
701 E Plano Parkway, Suite 409
Plano, TX 75074-6757 USA
T   1 972 943 3334
F   1 972 943 3472

SAN ANTONIO

Avant Models & Casting Inc
85 NE Loop 410, Suite 219
San Antonio, TX 78216 USA
T   1 210 308 8411
F   1 210 308 8412

Calliope Talent, Model & Artist Management LLC
1802 NE Loop 410, Suite 107
San Antonio, TX 78217 USA
T   1 210 804 1055
F   1 210 804 2008

Condra /Artista Model & Talent Agency
13300 Old Blanco Road, Suite 201
San Antonio, TX 78216 USA
T   1 210 492 9947
F   1 210 492 9921

MILLENNIA MODELS
13313 SW Freeway, Suite 194
Sugarland, TX 77478 USA
Contact: Meredith Stepp, Agency Director
T   1 281 240 1080
F   1 281 240 1077
E   mmodels@texas.net

John Robert Powers
1828 ESE Loop 323, Suite R1B
Tyler, TX 75701 USA
T   1 903 531 2240
F   1 903 531 2250

MODEL & TALENT AGENCIES
UTAH

METCALF MODELING & TALENT AGENCY
8034 S. State
Midvale, UT 94047 USA
Contact: Bonnie Metcalf / Brian Bair
T   1 801 568 6618
F   1 801 568 6796
E   info@metcalfagency.com

SALT LAKE CITY

Executive Model Shop
2900 S State Street, Suite 300
Salt Lake City, UT 84115 USA
T   1 801 487 2799
F   1 801 487 2806

ITA • INTERNATIONAL TALENT AGENCY
5300 South 525 West, Suite 200
Salt Lake City, UT 84123 USA
Contact: Chris Voss
T   1 801 293 0799
F   1 801 293 8713

McCarty Talent Agency
1326 Foothill Boulevard
Salt Lake City, UT 84108-2321 USA
T   1 801 581 9292
F   1 801 581 0921

PULSE MANAGEMENT
175 W 2700 South
Salt Lake City, UT 84101 USA
Contact: Stacey Eastman, Agent
T   1 888 727 6569 US
T   1 760 801 2648 INTL
F   1 760 754 1269
W   www.pulsemanagement.com
E   info@pulsemanagement.com

John Robert Powers
2733 E Parley's Way, Suite 204
Salt Lake City, UT 84109 USA
T   1 801 412 0900
F   1 801 412 0565

≫≫

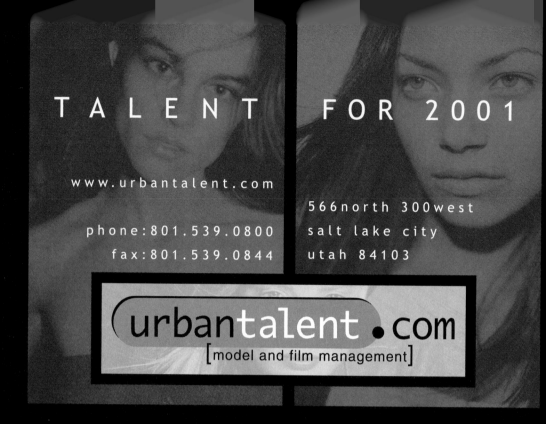

SOLEIL
  4685 S Highland Drive, Suite 101
  Salt Lake City, UT 84117 USA
  Contact: Brandie Frommelt / Laurel Hill
  T   1 801 274 3377
  F   1 801 274 3323

Studio Talent & Management
  239 E 800 S
  Salt Lake City, UT 84111 USA
  T   1 801 322 3648
  F   1 801 322 5195

TALENT MANAGEMENT GROUP INC
  339 E 3900 South
  Salt Lake City, UT 84107 USA
  Contact: Vickie Panek / Linda Bearman
  T   1 801 263 6940
  F   1 801 263 6950
  W   www.talentmg.com
  E   vickie@talentmg.com

URBAN MODEL & FILM MANAGEMENT INC
  566 North 300 West
  Salt Lake City, UT 84103 USA
  Contact: Tina Bullen
  Print, Runway, Live Promotion, Commercial/Film
  T   1 801 539 0800
  F   1 801 539 0844
  W   www.urbantalent.com
  E   tbullen@urbantalent.com
  ***See Ad This Section.**

MODEL & TALENT AGENCIES
VERMONT

Debra Lewin Productions & Talent
  269 Pearl Street, Suite 2
  Burlington, VT 05401 USA
  T   1 802 865 2234
  F   1 802 865 8327

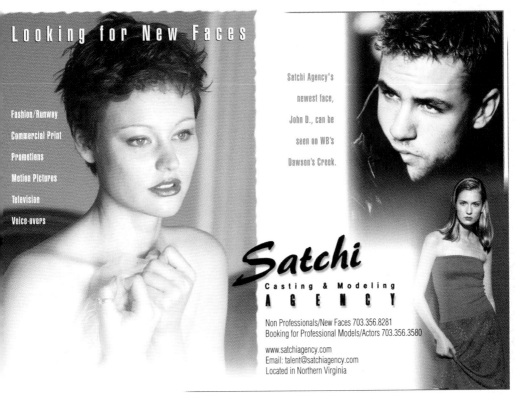

Looking for New Faces

Fashion/Runway
Commercial Print
Promotions
Motion Pictures
Television
Voice-overs

Satchi Agency's newest face, John D., can be seen on WB's Dawson's Creek.

Satchi
Casting & Modeling
A G E N C Y

Non Professionals/New Faces 703.356.8281
Booking for Professional Models/Actors 703.356.3580
www.satchiagency.com
Email: talent@satchiagency.com
Located in Northern Virginia

MODEL & TALENT AGENCIES
VIRGINIA

CHANDRA PARRIS INC
218 N Lee Street, Suite 200
Alexandria, VA 22314 USA
Contact: Chandra Parris
Event Planning, Coordination
& Promotion Services
T   1 703 837 8889
F   1 703 837 9599

ENCORE! MODEL & TALENT AGENCY INC
17 Keith's Lane
Alexandria, VA 22314 USA
Contact: Jeannie Kincer Reinke
Trade Shows/Promotions, Nationwide!
T   1 703 548 0900
F   1 703 549 8278

Model & Talent Management
249 S Van Dorn, Suite 210
Alexandria, VA 22304 USA
T   1 703 823 5203
F   1 703 751 2531

On Call Models & Talent
946 Ferryman Quay
Chesapeake, VA 23323 USA
T   1 757 485 1201
F   1 757 558 0556

MODELZ INK INC
6454 Statue Court
Chesterfield, VA 23832 USA
Contact: Derrell Ross
T   1 804 717 5790
F   1 804 717 5790
E   modelzink@aol.com

>>

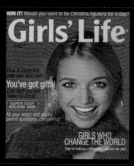
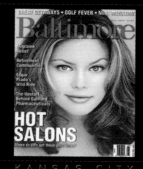
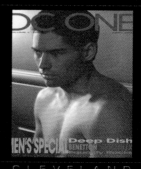

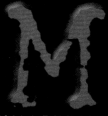
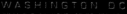

WASHINGTON DC   KANSAS CITY   CLEVELAND

M I L L E N N I U M
MODEL MANAGEMENT

W W W . M I L L E N N I U M - M O D E L S . C O M
1 . 8 8 8 . M O D E L 3 0

SILHOUETTES INC
  P.O. Box 411
  Emporia, VA 23847 USA
  Contact: Debbie Burke
  T   1 804 634 0405
  F   1 804 348 0418
  W   www.silhouettesinc.com
  E   silhouettesva@aol.com

Model Source Inc
  601 Caroline Street, Suite 204
  Fredericksburg, VA 22401 USA
  T   1 504 374 1935
  F   1 504 374 1941

JUDY GIBSON AND ASSOCIATES
J.G. MODEL MANAGEMENT
  40 Channel Lane
  Hampton, VA 23664 USA
  Contact: Judy Gibson, Owner/Director
  T   1 757 850 8808
  F   1 757 850 4121
  E   judygibson@rcn.com

Ann L School of Modeling
  1925 East Market Street, Suite 354
  Harrisonburg, VA 22801 USA
  T   1 540 434 6664
  F   1 540 289 5762

SATCHI AGENCY
  8201 Greensboro Drive, Suite 214
  McLean, VA 22101 USA
  Contact: Sean Rashid, Owner
  Nikki Foster, Fashion Director
  Jason Shoubin, Comm. Print/Promotion Dir.
  Monique Mozee, Film/TV Director
  Heather McCune, New Faces Director
  Ioana Rizzo, Photography Director
  T   1 703 356 3580
  F   1 703 442 0055
  W   www.satchierickson.com
  *See Ad This Section.

BONNIE ADLEMAN AGENCY
  2600 Robious Crossing Drive
  Midlothian, VA 23113 USA
  T   1 804 379 8200
  F   1 804 379 8221
  E   mail@bonnieagency.com

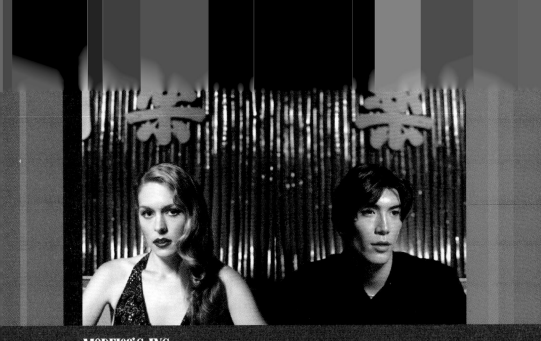

MODELOGIC, INC.
P.O. BOX 12143 RICHMOND VA 23241 0143 804 6441000

PHOTOGRAPHY TODD WRIGHT DZN 57i

WRIGHT MODEL & TALENT AGENCY
12638-16 Jefferson Avenue
Newport News, VA 23602 USA
Contact: Pat Wright
T   1 757 886 5884
F   1 757 886 9128
E   wrightma@hrfn.net

MODELOGIC INC
2501 E Broad Street
Richmond, VA 23223 USA
Contact: Stacie Vanchieri, President
T   1 804 644 1000
F   1 804 644 0051
W   www.modelogic.com
E   stacie@modelogic.com
*See Ad This Section.

Winning Image Models
8805 Millwood Drive
Spotsylvania, VA 22553 USA
T   1 540 582 2890
F   1 540 582 2890

MILLENNIUM MODEL MANAGEMENT
8321 Old Courthouse Road, Suite 251
Vienna, VA 22182 USA
Contact: Terry Groman
T   1 703 903 0040
F   1 703 903 0045
W   www.millennium-models.com
E   tgroman@millennium-models.com
*See Ad This Section.

New Faces Models
8230 Leesburg Pike, Suite 520
Vienna, VA 22182 USA
T   1 703 821 0786
F   1 703 821 1129

Evie Mansfield Modeling
505 S Independence Boulevard, Suite 205
Virginia Beach, VA 23452 USA
T   1 757 490 5990
F   1 757 499 4742

Steinhart/Norton Agency
312 Arctic Crescent
Virginia Beach, VA 23451-3415 USA
T   1 757 422 8535
F   1 757 422 8752

MODEL & TALENT AGENCIES
WASHINGTON

BELLEVUE

COLEEN BELL MODELING & TALENT AGENCY
14205 SE 36th Street, Suite 100
Bellevue, WA 98006 USA
Contact: Coleen Bell
T   1 425 649 1113
E   bellagency@aol.com

John Casablancas/MTM
50 116th Avenue SE, Suite 100
Bellevue, WA 98004 USA
T   1 425 646 3585
F   1 425 637 9461

Kid Biz Talent Agency
One Bellevue Center,
411 108th Avenue NE, Suite 2050
Bellevue, WA 98004 USA
T   1 425 455 8800

• • • • • • • • • • • • • • • • •

Sharon's Model & Talent Agency
5458 Chico Way
Bremerton, WA 98312 USA
T   1 360 308 8876
F   1 360 308 8876

NFI MODELS & TALENT / NORTHWEST KIDS
19009 33rd Avenue W, Suite 100
Lynnwood, WA 98036 USA
Contact: Alayna Sheron
T   1 425 775 8385
F   1 425 771 1114
W   www.bellamakeup.com
E   NFI@GTE.NET

AMI-Andersen Models International
1302 28th Avenue Court
Milton, WA 98354 USA
T   1 253 952 2002
F   1 253 952 8816

Alleinad-The Total Image
1700 Cooper Point Road, Building C-1
Olympia, WA 98502 USA
T   1 360 705 2573
F   1 360 705 3889

SEATTLE

ABC MODEL/TALENT/SPORT MANAGEMENT
10415 N.E. 37th Circle, Building 4
Seattle, WA 98033 USA
Contact: David Van Maren
A Full Service Management Company
with offices in Los Angeles, Portland,
Eugene & Seattle.
T   1 425 822 6339
F   1 425 822 5457
E   abcmgmt@pacifier.com

Actors Group
603 Stewart Street, Suite 214
Seattle, WA 98101 USA
T   1 206 624 9465
F   1 206 624 9466

Barbizon
1501 4th Avenue, Suite 305
Seattle, WA 98101 USA
T   1 206 223 1500
F   1 206 624 7091

CNC 2000 INC
formerly What's New Inc
1424 4th Avenue, 4th Floor
Seattle, WA 98101 USA
Contact: Marina Furuta
T   1 206 613 0420
F   1 206 613 0424
W   www.cnc2000.net
E   info@cnc2000.net

HEFFNER MANAGEMENT
Westlake Tower,
1601 Fifth Avenue, Suite 2301
Seattle, WA 98101 USA
Contact: Bill Heffner / Nancy Peppler
T   1 206 622 2211
F   1 206 622 0308
W   www.heffnermgmt.com
E   paigec@heffnermgmt.com

John Robert Powers
720 Olive Way, Suite 920
Seattle, WA 98101 USA
T   1 206 903 6900
F   1 206 903 0302

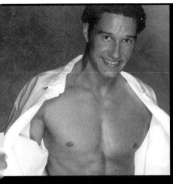
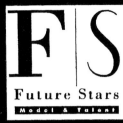
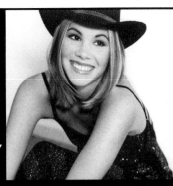
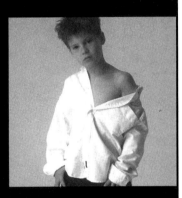

F|S
Future Stars
Model & Talent

AWARD WINNING COMPANY

CLIENTS INCLUDE:
NORDSTROM
BON MARCHE
REI ▪ NIKE ▪ DISNEY
MCDONALDS AND
MANY MORE...

PRINT ▪ RUNWAY
COMMERCIALS
FILM ▪ CATALOG
TELEVISION

206.575.7922
fax 206.575.7939

KIM BROOKE GROUP MODEL & TALENT MANAGEMENT
2044 Eastlake Avenue East
Seattle, WA 98102 USA
Contact: Kimberly Brooke, Owner
T   1 206 329 1111
F   1 206 328 5177
W   www.kimbrooke.com

SEATTLE MODELS GUILD
1809 7th Avenue, Suite 608
Seattle, WA 98101 USA
Contact: Kristy Meyers
T   1 206 622 1406
F   1 206 622 8276
W   www.smgmodels.com
E   kristy@smgmodels.com

TCM MODELS & TALENT
2200 6th Avenue, Suite 530
Seattle, WA 98121 USA
Contact: Terri Morgan, Owner
T   1 206 728 4826
F   1 206 728 1814
W   www.tcmmodels.com
E   terrim@www.tcmmodels.com

DREZDEN INTERNATIONAL MODELING AGENCY & SCHOOL
3121 N Division Street
Spokane, WA 99207 USA
Contact: Patty or Walt Cromeenes
T   1 509 326 6800
F   1 509 327 0414
E   drezdenmodels@hotmail.com

FUTURE STARS MODEL & TALENT
610 Industry Drive, Bldg 8
Tukwila, WA 98188 USA
Contact: Carol/Fran
T   1 206 575 7922
F   1 206 575 7939
*See Ad This Section.

PSM/Professional School of Modeling Inc
18 N 59th Avenue
Yakima, WA 98908 USA
T   1 509 965 1151
F   1 509 965 1151*51

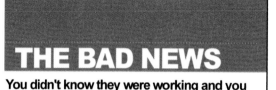
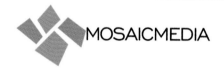
MODEL & TALENT AGENCIES

WISCONSIN

FIRST CHOICE TALENT & MODELING AGENCY INC
1718 Velp Avenue, Suite E
Green Bay, WI 54303 USA
Contact: Beverly Bodart, President
T   1 920 497 9609
F   1 920 497 9658
W   www.firstchoicetalent.com
E   info@firstchoicetalent.com

The Rock Agency
214 N Henry Street, 2nd Floor
Madison, WI 53703 USA
T   1 608 238 6372
F   1 608 238 6325

MILWAUKEE

Arlene Wilson Model Management
807 N Jefferson
Milwaukee, WI 53202 USA
T   1 414 283 5600
F   1 414 283 5610

JENNIFER'S TALENT UNLTD
740 N Plankinton Avenue, Suite 300
Milwaukee, WI 53203 USA
Contact: Jennifer Berg, President
T   1 414 277 9440
F   1 414 277 0918
W   www.jenniferstalent.com
E   jennifer@jenniferstalent.com

LORI LINS LTD TALENT MANAGEMENT
7611 West Holmes Avenue
Milwaukee, WI 53220 USA
T   1 414 282 3500

MODEL & TALENT AGENCIES, ARGENTINA (54)

DOTTO MODELS
  Arenales 1938, Piso 4, Departamento B
  Buenos Aires, 1124 Argentina
  Contact: Monica Teresa Dotto, VP
  T 11 4 814 0887
  F 11 4 814 3626
  W www.dottomodels.com.ar
  E dottomod@infovia.com.ar

ELENCOS
  Juan M Gutierrez 3821
  Buenos Aires, C-1425 ARC Argentina
  Contact: Juan Scoufalos, Manager
  T 11 4804 8600
  F 11 4806 6085
  E elencos@ciudad.com.ar

MODEL & TALENT AGENCIES, AUSTRALIA (61)

Finesse Model Agency & Academy
  255 Angas St
  Adelaide, SA 5000 Australia
  T 8 8232 7044
  F 8 8232 7033

RACHEL'S MODEL MANAGEMENT & TRAINING
  Qantas House, 144 North Terrace
  Adelaide, SA 5000 Australia
  T 8 8212 0097
  F 8 8212 0098

BRISBANE

CL Agencies
  32 O'Keefe Street, Woolloongabba
  Brisbane, QLD 4102 Australia
  T 7 3391 7733
  F 7 3391 7583

DALLYS MODEL MANAGEMENT
  Level 3, 150 Edward Street
  Brisbane, QLD 4000 Australia
  Contact: Jodie Bache-Mclean, Director
  T 7 3221 1183
  F 7 3221 3943
  W www.dallys.management.tm
  E dallys_model@optusnet.com.au

FRM Management
  621 Coronation Drive, Suite 3, Toowong
  Brisbane, NSW 3010 Australia
  T 7 3871 0906
  F 7 3871 1822

TAMBLYN MODELS
  Concorde House - Level 2,
  217 George Street
  Brisbane, QLD 4000 Australia
  Contact: Sallie Tamblyn
  T 7 3229 1299
  F 7 3229 1243
  W www.tamblynmodelling.com
  E sallie@tamblynmodelling.com

Vivien's Model Management
  Suite 1201, Level 12, MLC Centre,
  239 George Street
  Brisbane, QLD 4000 Australia
  T 7 93221 2649
  F 7 93220 0216

V MANAGEMENT
  P.O. Box 93, Roma Street
  Brisbane, QLD 4003 Australia
  T 7 3229 5522
  F 7 3229 5511

• • • • • • • • • • • • • • • • •

Bayside Bubs Childrens Modelling Agency
  P.O.Box 2852
  Cheltenham, VIC 3192 Australia
  T 3 9585 3422
  F 3 9585 3844

Models & Actors Talent Management
  98 Laman Street
  Cooks Hill-Newcastle, NSW 2300 Australia
  T 2 4927 0670
  F 2 4927 0911

FACE MODELS
  204 Crown Street
  Darlinghurst, NSW 2010 Australia
  Contact: Shelley Williams
  T 2 9332 4511
  F 2 9332 4711
  E shelley@facemodelmgmt.com.au

Belle Models Model Management & Casting
  GPO Box 3134
  Darwin, NT 0801 Australia
  T 8 8981 4131
  F 8 8941 3713

June Reilly Management
  442 New South Head Road
  Double Bay, NSW 2028 Australia
  T 2 9362 4604
  F 2 9362 4765

≫≫

Scene Model Management
46a Little Oxford St, Suite 6, Darlinghurst
East Sydney, NSW 2010 Australia
T   2 9360 0115
F   2 9326 0144

PLATFORM MODEL MANAGEMENT
Level 8, 140 William Street
East Sydney, NSW 2011 Australia
Contact: Georgia Douglas, Int'l Coordinator
T   2 9326 9711
F   2 9326 9896
W   www.platform.models.tm
E   platform@models.tm

Genesis Model Management
P.O. Box 243
Fitzroy, VIC 3065 Australia
T   3 9416 2979
F   3 9416 0966

The Fame Talent Agency & Theatre Company
P.O. Box 2360
Fortitude Valley, 4006 Australia
T   7 3252 4806
F   7 3852 2248

Body Impact
79 Ryrie St
Geelong, VIC 3220 Australia
T   50 527 528
F   3 5222 2007

Image Management
Suite 2-3, 215 Brisbane Road
Labrador, QLD 4215 Australia
T   7 5537 4027
F   7 5529 1076

MELBOURNE

Active Artists Management
1 High Street, 1st Floor, Prahran
Melbourne, VIC 3181 Australia
T   3 9521 2662
F   3 9521 1126

Bartuccio Dance & Promotion Centre
40 Green Street, Studio 4, Prahran
Melbourne, VIC 3181 Australia
T   3 9529 4299
F   3 9510 8956

CAMERON'S MANAGEMENT PTY LTD
3/402 Chapel Street, South Yarra, Suite 5
Melbourne, VIC 3134 Australia
Contact: Melinda Collette, Manager
T   3 9827 1687
F   3 9827 6401
W   www.camerons.management.tm
E   camerons-melb@management.tm

C.A.M. China Arts Model Management
162 High Street, Prahran
Melbourne, VIC 3181 Australia
T   3 9525 1288
F   3 9521 3033

Chadwick Management
Suite 3 Izett Street, Prahran
Melbourne, VIC 3181 Australia
T   3 9529 2177
F   3 9529 2178

COSMOPOLITAN MODEL MANAGEMENT
537 Malvern Road, Toorak
Melbourne, VIC 3142 Australia
Contact: Deborah Miller
T   3 9823 1438
F   3 9826 5196
W   www.cosmopolitan.net.au
E   admin@cosmopolitan.net.au

Elly Lukas Management
171 Collins Street
Melbourne, VIC 3000 Australia
T   3 9654 7777
F   3 9650 6777

Helene Abicair Model & Talent Agency
Level 2, Cenreway, 259 Collins Street
Melbourne, VIC 3000 Australia
T   3 9654 2037
F   3 9650 3192

JM Agency
143A Chapel Street, Prahran
Melbourne, VIC 3181 Australia
T   3 9530 2150
F   3 9530 2151

Jills Casting Agency
6 Burston Road, Boronia
Melbourne, VIC 31SS Australia
T   3 9762 5328
F   3 9762 8724

VIVIEN'S MODEL MANAGEMENT
209 Toorak Road, Suite 401, South Yarra
Melbourne, VIC 3141 Australia
T   3 9827 3155
F   3 9824 0074

Exposure, The Agency
Suite 5, 629 The Kingsway
Miranda, NSW 2228 Australia
T   2 9524 9076
F   2 9524 4232

Model Impressions International
P.O. Box 274
Modbury North, SA 5092 Australia
T   8 8396 0704
F   8 8396 5539

Rave Model & Casting Agency
Level 1, 145 the Parade
Norwood, SA 5067 Australia
T   8 8431 8811
F   8 8431 8877

JEMMA INTERNATIONAL PTY LTD
Level 3, API House, 100 Murray Street
Perth, WA 6000 Australia
Contact: Maxine Howell-Price, Director
T   8 9421 1770
F   8 9421 1797
W   www.jemma.com.au
E   jemma@wantree.com.au

Spiers Model Management
858 Hay Street
Perth, WA 6000 Australia
T   8 9322 1044
F   8 9322 1066

Top Models
849 Hay St
Perth, WA 6000 Australia
T   8 9321 1339
F   8 9321 1209

Associated Model Agencies
116 Bridge St
Port Melbourne, VIC 3207 Australia
T   3 9646 6335
F   3 9676 9199

FRM MODEL MANAGEMENT
Suite 7, 10 Clifton Street
Prahran, VIC 3181 Australia
Contact: Stephen Bucknall, Director
T   3 9521 5466
F   3 9521 4375
W   www.frm.com.au
E   sshaval@bigpond.net.au

SOUTH YARRA

Barry Michael Artists
118 Caroline Street
South Yarra, VIC 3141 Australia
T   3 9866 5800
F   3 9820 8159

Epic Talent Management
15 Darling Street, P.O.Box 580
South Yarra, VIC 3141 Australia
T   3 9866 6386
F   3 9866 6389

GIANT MANAGEMENT PTY LTD
15 Darling Street, PO Box 580
South Yarra, VIC 3141 Australia
Contact: Greg Tyshing, President
Kent Bangay, Bookings Director
Marlene Donovan, Bookings Director
Rhia, US Scouting Director
T   3 9866 6455
F   3 9866 6389
W   www.giantmanagement.com
E   giant@giantmanagement.com

Kates Kids
118 Caroline St
South Yarra, VIC 3182 Australia
T   3 9866 5800
F   3 9820 8159

Munchkins Management Pty Ltd
15 Darling Street, P.O.Box 626
South Yarra, VIC 3141 Australia
T   3 9821 5990
F   3 9821 5991

• • • • • • • • • • • • • • • • •

Looks & Models Management
41 Nerang Street
Southport, QLD 4215 Australia
T   7 5591 3581
F   7 5591 2852

>>

AUSTRALIA MODEL & TALENT AGENCIES>

Lindas International Management
  12 Marine Pde, Suite 7D
  St Kilda Beach, VIC 3182 Australia
  T   3 9534 8755
  F   3 9534 8566

FAYE ROLPH MODEL MANAGEMENT
  3/7 Golf Street Maroochydore
  Sunshine Coast, QLD 4558 Australia
  Contact: Faye Rolph
  T   7 5443 4522
  F   7 5443 8685
  W   www.fayerolph.1shop.com.au
  E   faye@faye-rolph-management.com

SYDNEY

Asami Models
  418A Elizabeth Street, Level 11
  Sydney, NSW 2000 Australia
  T   2 9282 6920
  F   2 9282 6922

CAMERON'S MANAGEMENT PTY LTD
  2 New McLean Street, Suite 5, Edgecliff
  Sydney, NSW 2027 Australia
  Contact: Robert Newbould, Manager
  T   2 9362 0100
  F   2 9363 3317
  W   www.camerons.management.tm
  E   info@cameronsmanagement.com.au

CHADWICK MODEL MANAGEMENT
  162 Goulburn Street, Level 10
  Sydney, NSW 2000 Australia
  Contact: Joseph Tenni
  T   2 9261 0795
  F   2 9261 0797
  W   www.chadwick.management.tm
  E   chadwick@chadwickma.com.au

CHIC MODEL MANAGEMENT
  44 Roslyn Gardens, Elizabeth Bay
  Sydney, NSW 2011 Australia
  Contact: Ursula Hufnagl
  T   2 9326 9488
  F   2 9326 9921
  W   www.chic.management.tm
  E   admin@chic.management.tm

Commercial Faces
  204 Crown Street, Darlinghurst
  Sydney, NSW 2010 Australia
  T   2 9332 3755
  F   2 9332 3855

Gala Artists Management
  P.O. Box 526, Broadway
  Sydney, NSW 2007 Australia
  T   2 9552 2540
  F   2 9552 4720

John Robert Powers
  Level 2, 50 Maragret Street
  Sydney, Australia
  T   2 9299 2227
  F   2 563 2231

Kubler Auckland Management
  36A Bay Street, Double Bay
  Sydney, NSW 1306 Australia
  T   2 9362 8700
  F   2 9362 8711

Lisa Mann Creative Management
  P.O. Box 1192, Bondi Junction
  Sydney, NSW 1355 Australia
  T   2 9387 8207
  F   2 9389 0615

LIZ COPE MODEL MANAGEMENT
  11/99 York Street
  Sydney, NSW 2000 Australia
  Contact: Beth Cope, Director
  T   2 9279 4422
  F   2 9279 2122
  W   www.lcm/mctv.com.au
  E   beth@mctv.com.au

Lollipops Childrens Model Management
  204 Crown Street, Darlinghurst
  Sydney, NSW 2010 Australia
  T   2 9332 3755
  F   2 9332 3855

Modelbank.com.au
  P.O. Box N332, Grosvenor Place
  Sydney, NSW 1219 Australia
  T   2 9357 6888
  F   2 9357 6777

Model Headquarters Australia
  45 Grosvenor Street, Bondi Junction
  Sydney, NSW 2022 Australia
  T   2 9369 1700
  F   2 9369 2033

Oxygen
  69 Jersey Road, Woolahra
  Sydney, NSW 2025 Australia
  T   2 9362 9066
  F   2 9362 9077

Paradox Modeling Agency
Suite 2, Level 3, 406-408 King Street, Charlestown
Sydney, NSW 2290 Australia
T   2 4926 1611
F   2 4926 1344

Penny Williams Management
181 Glebe Point Road, Level 2, Glebe
Sydney, NSW 2037 Australia
T   2 9552 1701
F   2 9660 0434

PG's Agency
2nd Floor, 371A Pitt Street
Sydney, NSW 2000 Australia
T   2 9267 5706
F   2 9283 3378

PRISCILLA'S MODEL MANAGEMENT
204 Glenmore Road, Paddington
Sydney, NSW 2021 Australia
Contact: Priscilla Leighton Clark
T   2 9332 2422
F   2 9332 2488
W   www.modelsonthenet.com.au
E   priscillas@modelsonthenet.com.au

Regines Model Management
262 Pitt St
Sydney, NSW 2000 Australia
T   2 9267 2557
F   2 9267 2558

SHELLEY'S MODEL MANAGEMENT
204 Crown Street, Darlinghurst
Sydney, NSW 2010 Australia
T   2 9332 3755
F   2 9332 3855

Vivien's Model Management
43 Bay Street, Double Bay
Sydney, NSW 2028 Australia
T   2 9326 2700
F   2 9327 8084

WORK
61 Marlborough Street, Surry Hills
Sydney, NSW 2010 Australia
T   2 9310 1299
F   2 9319 1318
E   workagency@bigpond.com.au

· · · · · · · · · · · · · · · · ·

Big Gal Models
P.O. Box 175
Terrey Halls, NSW 2084 Australia
T   2 9450 2228
F   2 9450 2210

Team Agencies Pty Ltd
170 Kooyong Rd
Toorak, VIC 3142 Australia
T   3 9824 8877
F   3 9824 7666

Kevin Palmer Management
258 Bulwara Road
Ultimo, NSW 2007 Australia
T   2 9552 1277
F   2 9660 3121

June Cann Management
73 Jersey Road
Woollahra, NSW 2025 Australia
T   2 9362 4007
F   2 9327 8553

MODEL & TALENT AGENCIES, AUSTRIA (43)

INTERNATIONAL MODEL & ARTIST AGENCY
Dreihackengasse 34
Graz, 8020 Austria
T   316 76 53 04
F   316 76 53 044

Visage Model Management
Landstr 42/3
Linz, A-4020 Austria
T   732 777 049
F   732 777 049 50

Magic Models
Sendlweg 5A
Salzburg, 5020 Austria
T   66 282 8196
F   66 282 8196 4

VIENNA

AMT - Actors Models Talents
Ledergasse 22/8
Vienna, 1080 Austria
T   1 409 5944
F   1 409 5944 44

≫

Body & Soul
Gumpendorferstrasse 9/12
Vienna, 1060 Austria
T   1 5853345
F   1 5857097

ELITE MODEL LOOK AUSTRIA
Kärntnerring 11-13
Vienna, A-1010 Austria
T   1 513 5483
F   1 513 7583
W   www.elitemodellook.at
E   info@elitemodellook.at

Flair
Nusswaldgasse 19
Vienna, 1190 Austria
T   1 369 8436
F   1 369 1395

LOOK MODEL MANAGEMENT GMBH
Passauer Platz 1
Vienna, 1010 Austria
T   1 533 5816
F   1 535 4255
W   www.link2look.com
E   lookvienna@link2look.com

NEXT COMPANY MODEL MANAGEMENT
Werdertorgasse 12
Vienna, 1010 Austria
Contact: Wolfgang Lackner
T   1 535 9669
F   1 535 0443
W   www.nextcompany.com
E   booking@nextcompany.com

One Models
Lohrgasse 3
Vienna, A-1150 Austria
T   1 786 35 07 30
F   1 786 35 07 99

Stella Models & Talents
Kaunitzgasse 9/6
Vienna, 1060 Austria
T   1 586 9027
F   1 586 9030

Vanity Fair
Frankgasse 1/17
Vienna, A 1090 Austria
T   1 408 4314
F   1 408 7076

Visage Model Management
Siebenhirtengasse 52
Vienna, 1070 Austria
T   1 523 7170
F   1 523 7170 50

Wiener Modellsekretariat
Rudolfsplatz 10
Vienna, 1010 Austria
T   1 533 2277
F   1 535 3267

MODEL & TALENT AGENCIES, BELGIUM (32)

Dominique Models Agency
48, Rue de Stassart
Brussels, 1050 Belgium
T   2 289 1189
F   2 289 1180

Gee Models Agency
Rue Paul Emile Janson 26
Brussels, 1050 Belgium
T   2 649 7770
F   2 649 8855

Lavera Models
Place de la Liberte 4
Brussels, 1000 Belgium
T   2 217 7474
F   2 218 8051

Loona Models Agency
Ave Louise 150
Brussels, 1050 Belgium
T   2 649 6042
F   2 640 1240

MODELS OFFICE INC
Rue Sainte-Anne 34
Brussels, 1000 Belgium
Contact: Marie Lou Eggermont, Director
T   2 511 4141
F   2 514 2326
W   www.modelsoffice.com
E   marilou@modelsoffice.be

NEW MODELS AGENCY
69 rue de Hennin,
Brussels, B-1050 Belgium
Contact: Brigitte Durruty, Director
T   2 644 3222
F   2 644 3262
W   www.newmodels.be
E   info@newmodels.com

Starmania
20, Avenue des Celtes
Brussels, B-1040 Belgium
T   2 732 1797
F   2 732 3018

Steff Model Management
58 Avenue de Stalingrad
Brussels, 1000 Belgium
T   2 511 6910
F   2 511 7075

MODEL & TALENT AGENCIES, BRAZIL (55)

DIESEL MODEL MANAGEMENT
Miguel Tostes 647, Suite 203
Porto Alegre, RS 90430-061 Brazil
Contact: Quin Vatson, President
T   51 3333 5862
F   51 3330 7349
W   www.dieselmodels.com.br
E   dieselmodels@hotmail.com

RIO DE JANEIRO

Mega
Rua Barao do Flamengo 22/303
Rio de Janeiro, 22220-080 Brazil
T   21 2556 0299
F   21 2285 2532

Elite Rio de Janeiro
Av Ataulfo de Paiva 706, cj 202, Leblon
Rio de Janeiro, 22440 Brazil
T   21 2511 3437
F   21 2259 5047

FORD MODELS • RIO DE JANEIRO
Avenida das Americas 500, cob.
310-Barra da Tijuca
Rio De Janeiro, CEP 22640-100 Brazil
T   21 495 9099
F   21 493 7020
***See Ad Under New York Section.**

SÃO PAOLO

BRM MODEL MANAGEMENT
Rua Prof. Atilio Innocenti, 731 Vila Olimpia
São Paulo, 04538-001 Brazil
Contact: Manoel Borrelli, President
T   11 3842 8494
F   11 3842 8494
W   www.brmmodels.com.br
E   borrelli@brmmodels.com.br

CLICK BRASIL
Rua da Consolacao #2. 961. Jardins
São Paolo, 15040 Brazil
Contact: Vanessa Batista Dantas
T   11 5096 0809
F   11 5096 0890
E   clickbrasil@uol.com.br
***See Ad Under New York Section.**

Dizanza Casting Actors Model Agency
Al. Irae, 620, Cj. 71/72, Moena
São Paulo, 04075 000 Brazil
T   11 533 6364
F   11 535 2613

Elite
Av. Reboucas, 3909
São Paulo, 05401-450 Brazil
T   11 3816 4355
F   11 3034 1535

FORD MODELS • SAO PAULO
Rua Fidencio Ramos, 195 Vila Olimpia
São Paulo, CEP 04551-010 Brazil
T   11 3049 8833
F   11 3049 8834
***See Ad Under New York Section.**

IMG MODELS
rua lima Barros, 17, Jardem Paulista
São Paulo, 05440-001 Brazil
Contact: Monica Monteiro, Director
T   11 3 889 9950
F   11 3 889 9956
W   www.imgworld.com
***See Ad In New York Section.**

Just Model Management
Rua Ministro Gastao Mesquita, 834
São Paulo, 05012-010 Brazil
T   11 262 7121
F   11 262 7892

L'Equipe Agence
Rua Marina Cintra. 57
São Paulo, 01446-060 Brazil
T   11 280 3033
F   11 853 7197

MARILYN AGENCY
Rua Ibiapinopolis 55, Jardim Paulistano
São Paulo, 01457-030 Brazil
Contact: Cristine / Milena
T   11 3819 0509
F   11 3819 3466
W   www.marilynbr.com.br
E   marilyn@sanct.com.br

≫≫

MING SCOUTING OFFICE
  Rua Coronel Lisboa 450
  São Paulo, SP 04020-040 Brazil
  Contact: Ming Liao Tao
  T   11 9236 4332 / 11 5575 3032
  F   11 5571 0168 / 11 5549 2524
  W   www.mingscouting.com.br
  E   mingscouting@uol.com.br

Model Network
  Av. Bring Faria Lima 2355/2369, Jardim Paulistano
  São Paulo, 145-2000 Brazil
  T   11 3813 8015
  F   11 3813 8015

NEXT MANAGEMENT • SAO PAULO
  Rua Funchal 573 I Andar
  São Paulo, 04551-060 Brazil
  T   11 3846 5678
  F   11 3849 7210
  W   www.nextmodelmanagement.com

Success Model Management
  Rua Alameda Franca 1332, Jardim Paulista
  São Paulo, 01422-001 Brazil
  T   11 3086 3848
  F   11 3064 1543

Taxi Model Agency
  Av São Gabriel 564, Itaim
  São Paulo, SP 01435-000 Brazil
  T   11 3887 9755
  F   11 3885 8286

Vegue Model Agency
  Rua Canario No 1100/Moema
  São Paulo, SP 04521-005 Brazil
  T   11 5092 9011
  F   11 533 2143

Virtual Agency
  Caixa Postal 892
  São Paulo, SP Brazil
  T   11 9233 1649

MODEL & TALENT AGENCIES, BULGARIA (359)

J-Models
  65 W Gladston Str., Fl 3
  Sofia, 1000 Bulgaria
  T   2 981 48 98
  F   2 981 48 98

Megatalent
  5B Triaditza str, Fl.1
  Sofia, 1 000 Bulgaria
  T   2 9816 344
  F   2 9816 746

Underground Fashion Agency
  89B Liuben Karavelov Street
  Sofia, 1000 Bulgaria
  T   2 963 25 63
  F   2 963 25 63

MODEL & TALENT AGENCIES, CANADA, ALBERTA

Christie's Model & Talent Management
  39 Hidden Hill Road, NW
  Calgary, AB T3A 5X9 Canada
  T   1 403 651 3389
  F   1 403 730 6224

Features Model & Talent Agency
  12 Medford Place SW
  Calgary, AB T2V 2E8 Canada
  T   1 403 240 4468
  F   1 403 240 0451

I MODEL MANAGEMENT
  Suite 400-604 1st SW
  Calgary, AB T2P 1M7 Canada
  Contact: Damien T., Director
  T   1 403 514 1251
  T   1 604 809 1197 Vancouver
  F   1 403 233 9188
  W   www.imodelmanagement.com
  E   info@imodelmanagement.com

IMAGES INTERNATIONAL MODEL MGMT LTD
  578 Point McKay Grove NW
  Calgary, AB T3B 5C5 Canada
  Contact: Patricia (Pat) Collins
  T   1 403 283 6517
  F   1 403 283 6596
  W   www.imagesmodels.com
  E   pat@imagesmodels.com

MAG Models
  62 Braemar Street
  Calgary, AB T2P 2G4 Canada
  T   1 403 541 0189
  F   1 403 541 0189

Mode Models
  #400, 933 17 Avenue SW
  Calgary, AB T2T 5R6 Canada
  T   1 403 216 2770
  F   1 403 216 2771

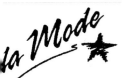
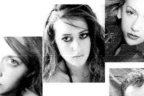

INTERNATIONAL MODELING & TALENT AGENCY INC.

Suite 201 - 1389 3rd Avenue,
Prince George, BC, Canada
V2L 3E8
Office: (250) 561-2589
Cell: (250) 612-1892
Fax. (250) 561-2512

website: www.lamodemodel.com

PATTI FALCONER INTERNATIONAL MODEL & TALENT AGENCY
2523 17th Avenue SW
Calgary, AB T3E 0A2 Canada
T   1 403 249 8222
F   1 403 246 8916

Oakes Model Management Inc
3911 Trasimene Circle SW
Calgary, AB T3E 7J6 Canada
T   1 403 240 0444
F   1 403 240 3756

Mode Models
10080 Jasper Avenue, Suite 1004
Edmonton, AB T5J 1V9 Canada
T   1 403 424 6633
F   1 403 424 0898

SELECT MODEL MANAGEMENT LTD
306 Edmonton Centre
Edmonton, AB T5J 4H5 Canada
Contact: Larry Moore, President
T   1 780 482 2828
F   1 780 482 7605
W   www.selectmodels.net
E   select@compusmart.ab.ca

MODEL & TALENT AGENCIES, CANADA, BRITISH COLUMBIA

Star Search International
5050 Kingsway
Burnaby, BC V5H 4H2 Canada
T   1 604 617 8513
F   1 604 638 3101

Dania Models International
1938 Kelowna Crescent
Cranbrook, BC V1C 6E5 Canada
T   1 250 489 4511
F   1 250 489 4547

ALLAN INTERNATIONAL MODELS
Suite 200, 1823 Harvey Avenue
Kelowna, BC VI4 6G3 Canada
Contact: Lisa Mundell & Chris McCormack, Owners/Directors
T   1 250 861 5262
F   1 250 860 2030
E   allanintmodels@telus.net

BBX International Models
10-1304 Ellis Street
Kelowna, BC V1Y 1Z8 Canada
T   1 250 762 7730
F   1 250 762 7741

LA MODE MODELING & TALENT AGENCY INC
Suite 201-1389 3rd Avenue
Prince George, BC V2L 3E8 Canada
Contact: Carolyn Sadler
T   1 250 561 2589
C   1 250 612 1892
F   1 250 561 2512
W   www.lamodemodel.com
E   carolyn@lamodemodel.com
***See Ad This Section.**

LMI • Lissa Model & Talent Inc
14914 - 104 Avenue, Suite 106
Surrey, BC V3R 1M7 Canada
T   1 604 589 7533
F   1 604 585 9894

>>

VANCOUVER

BLANCHE'S MODEL & TALENT MANAGEMENT
555 West 12th Avenue, Suite 100
Vancouver, BC V5Z 3X7 Canada
Contact: Melanie Watts, Agency Director
T   1 604 685 0347
F   1 604 669 1415
E   blanches@blanchemacdonald.com

CARRIE WHEELER MANAGEMENT
534 Cambie Street, Suite 7
Vancouver, BC V6B 2N7 Canada
Contact: Carrie Wheeler
T   1 604 629 2320
F   1 604 629 2319
W   www.carriewheelermanagement.com
E   carrie@carriewheelermanagement.com

CHARLES STUART AGENCY LTD
314-1008 Homer Street
Vancouver, BC V6B 2X1 Canada
Contact: Charles Stuart, President
T   1 604 222 3177
F   1 604 228 4039
W   www.faceswest.com
E   charlesstuart@telus.net

FORD MODELS • VANCOUVER
Suite 230-1118 Homer Street
Vancouver, BC V6B 615 Canada
T   1 604 899 0456
F   1 604 899 8987

JETT MODELS / ACT TALENT
Loft 510-1540 West 2nd Avenue
Vancouver, BC V6J 1H2 Canada
Contact: Melanie Hawthorne / Stu Morgan
T   1 604 742 0881
F   1 604 222 3394
W   www.jettmodels.com
E   info@jettmodels.com

JOHN CASABLANCAS VANCOUVER
MODEL MANAGEMENT
220 Cambie Street, Suite 150
Vancouver, BC V6B 2M9 Canada
Contact: James Falconer
T   1 604 688 0261
F   1 604 688 4229
W   www.vancouvertalent.com
E   james@vancouvertalent.com

LIZBELL AGENCY LTD
304-1228 Hamilton Street
Vancouver, BC V6B 2S8 Canada
Contact: Liz Bell, Director
or Laura McFadyen, Talent
T   1 604 683 9696
F   1 604 683 3414
W   www.lizbellagency.com
E   lizbell@axionet.com

Look Management
110-1529 W 6th Avenue, Suite 412
Vancouver, BC V6J 1R1 Canada
T   1 604 737 5225
F   1 604 737 7612

PT Models Scouting Inc
7431 McCallen Road, Richmond
Vancouver, BC V7C 2H6 Canada
T   1 604 272 6605
F   1 604 272 6605

RICHARD'S INTERNATIONAL
MODEL MANAGEMENT
Hotel Vancouver,
900 West Georgia Street, Suite 103
Vancouver, BC V6C 2W6 Canada
Contact: Richard, Robbin or Gerry
T   1 604 683 7484
F   1 604 683 7485
E   richardsmodels@hotmail.com

Top Model Inc dba Bella Models
615-1033 Davie Street
Vancouver, BC V6E 1M7 Canada
T   1 604 844 7808
F   1 604 844 7807

VMH INTERNATIONAL MODELS
1311 Howe Street, Suite 200
Vancouver, BC V6Z 2P3 Canada
Contact: Vanessa M. Helmer
T   1 604 221 4080
F   1 604 221 4071
W   www.vmhmodels.com
E   info@vmhmodels.com

VICTORIA

BARBARA COULTISH TALENT
& MODEL MANAGEMENT
101A-2526 Government Street
Victoria, BC V8T 4P7 Canada
Contact: Barbara Coultish, Talent Division
or Laura Coultish, Model Division
T   1 250 382 2670
F   1 250 382 2691
E   bcoultish@telus.net

onnie Pollard's Fashion in Motion
3542 Blanshard Street, Suite 201
Victoria, BC V8X 1W3 Canada
T   1 250 475 3355
F   1 250 475 4434

ÄGER MODEL & TALENT MANAGEMENT
P.O. Box 5712, Station B
Victoria, BC V8R 6S8 Canada
T   1 250 595 0420
F   1 250 595 0480

MODEL & TALENT AGENCIES, CANADA, MANITOBA

DM Talent Inc
P.O. Box 35031, Henderson RPO
Winnipeg, MB R2K 4J9 Canada
T   1 204 488 9343
F   1 204 667 5705

ANACHE MODEL & TALENT MANAGEMENT
106-897 Corydon Avenue
Winnipeg, MB R3M 0W7 Canada
Contact: Jane Campbell
T   1 204 982 6150
F   1 204 474 2687
W   www.panacheagency.mb.ca
E   panache@pangea.ca

MODEL & TALENT AGENCIES, CANADA, NEW BRUNSWICK

RUTH BARNES MODELING AGENCY LTD
585 Mountain Road
Moncton, NB E1C 2N9 Canada
T   1 506 854 3318
F   1 506 383 9273

MODEL & TALENT AGENCIES, CANADA, NEWFOUNDLAND

K-POSURE INTERNATIONAL INC
21 Hyde Park Drive
St John's, NFLD A1A 5G1 Canada
Contact: Ms. Alma Connock, Director
T   1 709 579 2996
F   1 709 726 3956
W   www.x-posuremodels.com
E   x-posure.models@roadrunner.nf.net

MODEL & TALENT AGENCIES, CANADA, NOVA SCOTIA

CITY MODELS / FACES TALENT AGENCY
73 Tacoma Drive, Suite 206
Dartmouth, NS B2W 3Y6 Canada
Contact: Cheryl Chafe, Director
T   1 902 462 1047
F   1 902 462 1359

THE CASSIDY GROUP
5212 Sackville Street, Suite 200
Halifax, NS B3J 1K6 Canada
Contact: Brindle Peralta / Bab Dingwall
T   1 902 492 4410
F   1 902 492 4411

MODEL & TALENT AGENCIES, CANADA, ONTARIO

International Model Management
25 Dunlop Street East
Barrie, ON L4M 5A1 Canada
T   1 705 739 8285
F   1 705 739 7024

Mode Elle
291 Front Street
Belleville, ON K8N 2Z6 Canada
T   1 613 967 0470
F   1 613 967 1544

Applause/Bickerton Model & Talent
499 Main Street S, Suite 208
Brampton, ON L6Y 1N7 Canada
T   1 905 457 7571
F   1 905 457 3048

LYDIA'S INTERNATIONAL
CHILDREN MODELING AGENCY
3280 Mead Crescent
Burlington, ON L7M 3M2 Canada
T   1 905 336 9164
F   1 905 315 8589

Latin Talent Agency
2035 Highway Seven W
Concord, ON L4K 1V6 Canada
T   1 905 738 5323
F   1 905 738 4679

Vogue Models & Talent
36 Hess Street S, 2nd Floor
Hamilton, ON L8P 3N1 Canada
T   1 905 523 5077
F   1 905 529 9616

≫

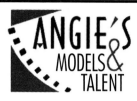

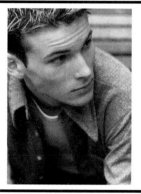

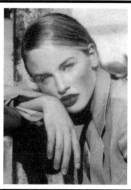

25A York Street, Ottawa, ON K1N 5S7
Tel: 613.244.0544
Fax: 613.244.0481
E-mail: angies@angiesmodels.com
Web: www.angiesmodels.com

Towne Models
  1160 Clyde Court
  Kingston, ON K7P 2E4 Canada
  T   1 613 384 5223
  F   1 613 736 5464

Wild Model Management
  303 Bagot Street, La Salle Mews, Suite 1, Box 23
  Kingston, ON K7K 5W7 Canada
  T   1 613 544 2200
  F   1 613 544 8276

ELEGANCE
  219 Oxford Street W, Suite 302
  London, ON N6H 1S5 Canada
  Contact: Lisa Hakim
  T   1 519 434 1181
  F   1 519 434 1182
  E   elegance@eleganceschool.on.ca

Now Modelling & Acting
  575 Richmond Street, 2nd Floor
  London, ON N6A 3G2 Canada
  T   1 519 432 1161
  F   1 519 432 1229

Barbizon
  1590 Dundas Street E, Suite 208
  Mississauga, ON L4X 2Z2 Canada
  T   1 905 949 5151
  F   1 905 949 2748

FMI • Flare Modeling Inc/Flare Talent
  200 Davis Drive, Suite 2
  Newmarket, ON L3Y 2N4 Canada
  T   1 905 898 1149
  F   1 905 898 1147

GEOFFERY CHAPMAN MODELS
  6153 Main Street
  Niagara Falls, ON L2G 6A3 Canada
  Contact: Geoffrey Chapman
  T   1 905 374 3821
  F   1 905 374 1134
  W   www.geoffreychapman.com
  E   geoff@geoffreychapman.com

Farmer's Modeling School & Agency
  P.O. Box 369
  Ohsweken, ON N0A 1M0 Canada
  T   1 519 445 2851
  F   1 519 445 4995

OTTAWA

ANGIE'S MODELS & TALENT INC
  25A York Street
  Ottawa, ON K1N 5S7 Canada
  Contact: Angie & Lou Seymour
  T   1 613 244 0544
  F   1 613 244 0481
  W   www.angiesmodels.com
  E   angies@angiesmodels.com
  ***See Ad This Section.**

BARRETT PALMER MODELS INTERNATIONAL INC
  410 Queen Street, 1st Floor
  Ottawa, ON K1R 5A7 Canada
  T   1 613 235 5145
  F   1 613 235 0213
  E   bpmodels@netcom.ca

MODELS INTERNATIONAL MANAGEMENT
  185 Somerset Street W, Suite 312
  Ottawa, ON K2P 0J2 Canada
  Contact: Julie Pellerin, President
  T   1 613 236 9575
  F   1 613 236 9607
  W   www.modelsinternational.on.ca
  E   modelsintmgmt@primus.ca

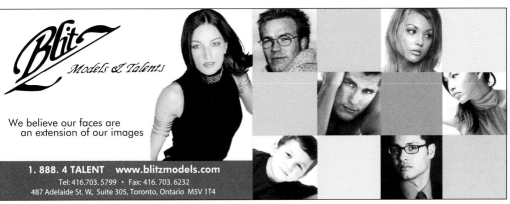

Lasting Beauty Model Management
545 Pembroke St. West
Pembroke, ON K8A 2P9 Canada
T   1 613 732 0098
F   1 613 735 4324

L'Image Model Management
93 Pilgrim Street
Sault Ste Marie, ON P6A 3E6 Canada
T   1 705 945 6144
F   1 705 945 0325

Lakehead Modeling
176 Rupert Street
Thunder Bay, ON P7B 3X1 Canada
T   1 807 344 5973
F   1 807 346 0915

TORONTO

ARMSTRONG INTERNATIONAL
78 Berkeley Street
Toronto, ONT M5A 2W7
T   1 416 594 0455
T   1 800 618 2825 Toll Free
T   1 416 594 9820 Men
T   1 416 594 9835 Women
T   1 416 594 0533 TV/Film
F   1 416 594 9926
W   www.armstrongmodels.com
E   information@armstrongmodels.com

B & M MODEL MANAGEMENT
645 King Street West, Suite 401
Toronto, ON M5V 1M5 Canada
Contact: Mel Mateus
T   1 416 504 5584
F   1 416 504 6016
E   info@bnmmodels.com

Blast! Models Inc
615 Yonge Street, Suite 200
Toronto, ON M4Y 1Z5 Canada
T   1 416 922 7205
F   1 416 922 1874

BLITZ MODELS & TALENT
487 Adelaide St W, Suite 305
Toronto, ON M5V 1T4 Canada
Contact: Uzi Benzikin
T   1 416 703 5799
F   1 416 703 6232
W   www.blitzmodels.com
E   blitzmodels@aol.com
***See Ad This Section.**

Broadbelt & Fonte Models Inc
696 Dufferin Street
Toronto, ON M6K 2B5 Canada
T   1 416 588 8806
F   1 416 588 4984

Brooke Talent
2716 St. Clair Avenue E, Suite 7
Toronto, ON M4B 1M6 Canada
T   1 416 693 8848
F   1 416 693 8841

Butler Ruston Bell Talent Associates Inc
10 St Mary Street, Suite 308
Toronto, ON M4Y 1P9 Canada
T   1 416 964 6660
F   1 416 960 8979

Carolyn's Model & Talent Agency
Studio Talent Management
2104 Yonge Street
Toronto, ON M4S 2A5 Canada
T   1 416 544 0232
F   1 416 544 1948

≫≫

DISTINCT LOOK AGENCY
783 Lawrence Avenue W, Suite 12B
Toronto, ON M6A 1C2 Canada
Contact: Volda Alexander, Talent Director
T   1 416 787 6423
F   1 416 787 2034

ELEANOR FULCHER INTERNATIONAL
615 Yonge Street, Suite 200
Toronto, ON M4Y 1Z5 Canada
T   1 416 922 1945
F   1 416 922 1874
W   www.eleanorfulcher.com
E   info@eleanorfulcher.com

Elite Models
477 Richmond Street W, Suite 301
Toronto, ON M5V 3E7 Canada
T   1 416 369 9995
F   1 416 369 1929

EMMERSON DENNEY PERSONAL MANAGEMENT
119 Portland Street
Toronto, ON M5V 2N4 Canada
T   1 416 504 9666
F   1 416 504 7454

FORD MODELS • TORONTO
385 Adelaide St W
Toronto, ON M5V 1S4 Canada
T   1 416 362 9208
T   1 416 362 7273 Talent
T   1 416 362 8344 Ford Kids
F   1 416 362 9604

Fusion Artists Inc
401 Richmond Street W, Suite 401
Toronto, ON M5V 3A8 Canada
T   1 416 408 3304
F   1 416 408 4867

Gary Goddard & Associates
10 St Mary Street, Suite 305
Toronto, ON M4Y 1P9 Canada
T   1 416 928 0299
F   1 416 924 9593

GIOVANNI MODEL MANAGEMENT
517 Wellington Street West, Base #1
Toronto, ON M5V 1G1 Canada
Contact: Alan Thomas, Director
or Brooke Bailey, Agent/Scout
T   1 416 597 1993
F   1 416 597 6882
W   www.giovannimodels.com
E   brooke@giovannimodels.com

Golden Talent Management
606 Avenue Road, Suite 605
Toronto, ON M4V 2K9 Canada
T   1 416 482 6435
F   1 416 482 8293

Hollywood North Inc
18 Thurston Road
Toronto, ON M4S 2V7 Canada
T   1 416 481 1000
F   1 416 486 5500

Ice Model Management
165 Bathurst Street
Toronto, ON M5V 3C2 Canada
T   1 416 366 7890
F   1 416 203 6267

Jack Frizelle Talent
1357 Bathurst Street, 3rd Floor
Toronto, ON M5R 3H8 Canada
T   1 416 530 0550
F   1 416 535 5713

The Jack Timlock Agency
402 Sherbourne Street, Suite 2
Toronto, ON M4X 1K3 Canada
T   1 416 923 1914
F   1 416 923 3757

Jordan & Assoc Talent Management
615 Yonge Street, Suite 401
Toronto, ON M4Y 1Z5 Canada
T   1 416 515 2028
F   1 416 515 1763

Joy Davies Agency & Savior Faire International
P.O. Box 699, Postal Station F
Toronto, ON M4Y 2N6 Canada
T   1 416 410 2414

JUST MODELS INC
901 Yonge Street, Suite 200
Toronto, ON M4W 3M2 Canada
Contact: Marinos Dafnas, Owner
T   1 416 961 7888
F   1 416 961 8788
W   www.justmodelsinc.com
E   send@justmodelsinc.com

KG Talent
55 A Sumach
Toronto, ON M5A 3J6 Canada
T   1 416 368 4866
F   1 416 368 2492

NEXT

NEW YORK 23 WATTS ST NY 10013 / 212 925 5100 F 212 925 5931 **MIAMI** 1688 MERIDIAN AVE # 800 MIAMI BEACH FL 33139 / 305 531 5100 F 305 531 7870 **LA** 8447 WILSHIRE BLVD #301 BEVERLY HILLS CA 90211 / 323 782 0010 F 323 782 0035 **MONTREAL** 3547 ST LAURENT STE 401 MONTREAL / T 514 288 9216 F 514 288 9043 **TORONTO** 110 SPADINA AVE STE 303 TORONTO M5V2K4 / T 416 603 4807 F 416 603 9891 **PARIS** 188 RUE DE RIVOLI 75001 / WOMEN 01 5345 1313 MEN 01 5345 1314 F 01 5345 1301 **LONDON** 175-179 ST JOHNS STREET LONDON / T 207 2519850 F 207 2519851 **SAO PAULO** RUA FUNCHAL 573 1 ANDAR SAO PAULO 04551 060 / 11 38465678 F 11 38497210 **WWW.NEXTMODELMANAGEMENT.COM**

Lorraine Wells & Co
 10 St Mary Street, Suite 320
 Toronto, ON M4Y 1P9 Canada
 T   1 416 413 1676
 F   1 416 413 1680

McGuin & Assoc Inc
 10 St Mary Street, Suite 307
 Toronto, ON M4Y 1P9 Canada
 T   1 416 920 6884
 F   1 416 920 8543

Messinger Agency
 The Colonnade, 131 Bloor Street W, Suite 515-G
 Toronto, ON M5S 1R1 Canada
 T   1 416 960 1000
 F   1 416 960 1001

Morris Talent Management
 534 Richmond Street W
 Toronto, ON M5V 1Y4 Canada
 T   1 416 703 8877

Newton Landry Management Inc
 19 Isabella Street
 Toronto, ON M4Y 1M7 Canada
 T   1 416 960 8683
 F   1 416 960 6015

NEXT MANAGEMENT • TORONTO
 110 Spadina Avenue, Suite 303
 Toronto, ON M5V 2K4 Canada
 T   1 416 603 4807
 F   1 416 603 9891
 W   www.nextmodelmanagement.com
 *See Ad This Section.

Oscars Abrams & Zimel Inc
 438 Queens Street E
 Toronto, ON M5A 1T4 Canada
 T   1 416 860 1790
 F   1 416 860 0236

>>

PERRY D. ANDREWS TALENT MGMT (P.A.T.M)
PERRY D. ANDREWS MODEL MGMT
"NEW FACES" MODELS
  599-B Yonge Street, Suite 342
  Toronto, ON M4Y 1Z4 Canada
  Contact: Perry Andrews, Kent Simmons
  or Michelle Kay
  T   1 416 961 2727
  F   1 416 944 0946

Phoenix Artists Management
  10 St Mary Street, Suite 810
  Toronto, ON M4Y 1P9 Canada
  T   1 416 964 6464
  F   1 416 969 9924

Premier Artists Management
  671 Danforth Avenue, Suite 305
  Toronto, ON M4J 1L3 Canada
  T   1 416 461 6868
  F   1 416 461 7677

Reinhart/Perkins Inc
  2120 Queen Street East, Suite 300
  Toronto, ON M4E 1E2 Canada
  T   1 416 699 7130
  F   1 416 699 1101

SHERRIDA PERSONAL MANAGEMENT INC
  110 Scollard Street
  Toronto, ON M5R 1G2 Canada
  Contact: Sherrida Rawlings
  or Rebecca Rawlings
  T   1 416 928 2323
  F   1 416 928 0767
  E   mgmt@sherrida.com

Subzero Model Management
  439 King Street West, 4th Floor
  Toronto, ON M5V 1K4 Canada
  T   1 416 644 8575
  F   1 416 644 8369

Sutherland Models Inc
  174 Spadina Avenue
  Toronto, ON M5T 2C2 Canada
  T   1 416 703 7070
  F   1 416 703 9726

Talent House
  204 A St George Street
  Toronto, ON M5R 2N6 Canada
  T   1 416 960 9686
  F   1 416 960 2314

Trainco Talent
  145 Highbore Road, Suite 1
  Toronto, ON M5P 2J8 Canada
  T   1 416 923 2884
  F   1 416 923 1520

VELOCCI MODEL MANAGEMENT
  439 Wellington Street W, Suite 202
  Toronto, ON M5V 1E7 Canada
  Contact: Mario Velocci
  T   1 416 595 9855
  F   1 416 595 5107
  W   www.velocci.com
  E   info@velocci.com

Worldwide Talent
  1071 King St West
  Toronto, ON M6N 2L9 Canada
  T   1 416 593 6084

. . . .

Cameo Models
  51 Albert Street
  Waterloo, ON N2L 3S1 Canada
  T   1 519 885 0919
  F   1 519 885 3435

Harlow Model Management
  101 Dundas Street W, 2nd Floor
  Whitby, ON L1N 2M2 Canada
  T   1 905 430 5716
  F   1 905 430 9366

La Magique Modelling Agencie & School
  5614 Wyandotte Street East
  Windsor, ON N8S 1M3 Canada
  T   1 519 974 4441
  F   1 519 974 4441

MODEL & TALENT AGENCIES, CANADA, QUEBEC

Aviel Talent Management
  1117 Saint Catherine West, Suite 171
  Cote Saint Luc, QB H3D 1H9 Canada
  T   1 514 288 8885
  F   1 514 288 0768

MONTREAL

Acteurs Associes/Associated Actors
  4539 rue Fabr
  Montreal, QB H2J 3V7 Canada
  T   1 514 525 6218
  F   1 514 525 4736

Agence Girafe
381 rue Notre Dame West, Suite 101
Montreal, QB H2Y 1V2 Canada
T   1 514 866 1830
F   1 514 866 2939

AGENCE SCOOP
405 St-Jean Baptiste, Suite 2
Montreal, Quebec H2Y 2Z7 Canada
Contact: Jean-Philippe Collin & Sylvie Beaulac
T   1 514 875 6361
F   1 514 861 4885
E   scoop@qc.aira.com

Agence Sheskay
6560 Esplanade, 200 A
Montreal, QB H2V 4L5 Canada
T   1 514 273 4217
F   1 514 273 5370

AGENCE SYBILLE SASSE
1600 Notre Dame St W, Suite 205
Montreal, QB H3J 1M1 Canada
Contact: Sybille Sasse
T   1 514 934 0393
F   1 514 934 0326
W   www.sybillesasse.com
E   sybillesasse@qc.aibn.com

Folio Montreal
295 rue de la Commune Ouest
Montreal, PQ H2Y 2E1 Canada
T   1 514 288 8080
F   1 514 843 5597

Giovanni Model Management
291 Place d'Youville
Montreal, QB H2Y 2B5 Canada
T   1 514 845 1278
F   1 514 845 2547

Giraffe Agency
381 Notre Dame West, Room 101
Montreal, QB H2Y 1V2 Canada
T   1 514 866 1830
F   1 514 866 2939

>>

CANADA, QUEBEC MODEL & TALENT AGENCIES>

Glenn Talent Management
   3981 Street Laurent, Suite 600
   Montreal, QB H2W 1Y5 Canada
   T   1 514 499 3485
   F   1 514 499 3491

John Casablancas/MTM
   Galeries Dauphin Sud, 3535 Papineau, Suite 2804
   Montreal, QB H2K 4J9 Canada
   T   1 514 527 8484
   F   1 514 527 9530

Lyne Lemleux Agency
   5130 rue Saint Hubart, Suite 208
   Montreal, QB H2J 2Y3 Canada
   T   1 514 273 3411
   F   1 514 495 9045

K.L. Benzakein Talent Inc
   1445 Lambert Classe, 2nd Floor
   Montreal, QB H3H 1S5 Canada
   T   1 514 931 9260
   F   1 514 931 9246

Marie Dupont Agency
   5229 rue Brebeul
   Montreal, QB H2J 3L8 Canada
   T   1 514 383 1638
   F   1 514 523 1078

Micheline Saint Laurent Agency
   10840 rue Saint Francois d'Assise
   Montreal, QB H2B 2N5 Canada
   T   1 514 383 8378
   F   1 514 388 8178

Montage Inc
   3451 Street Laurent, Suite 400
   Montreal, QB H2X 2T6 Canada
   T   1 514 284 4901
   F   1 514 284 3656

NEXT MANAGEMENT • MONTREAL
   3547 boul St Laurent, Suite 401
   Montreal, QB H2X 2T6 Canada
   T   1 514 288 9216
   F   1 514 288 9043
   W   www.nextmodelmanagement.com
   *See Ad This Section.

Orlando Galletta Inc
   6397 St Denis Street
   Montreal, QB H2S 2R8 Canada
   T   1 514 270 8236
   F   1 514 278 8807

Payer et Choquet Agency
   5298 boul Pie IX
   Montreal, QB H1X 2B7 Canada
   T   1 514 728 2811
   F   1 514 728 1405

Specs
   710 Boulevard St Laurent
   Montreal, QB H2W 1Y5 Canada
   T   1 514 844 1352
   F   1 514 844 8540

OUTREMONT

Duchesne Artists Agency
   30 Av Marsolais, Suite 1
   Outremont, QB H2V 1N2 Canada
   T   1 514 274 4607
   F   1 514 274 0591

Ginette Achim Agency
   1053 Laurier Ouest
   Outremont, QB H2V 2L2 Canada
   T   1 514 271 3737
   F   1 514 271 8774

Maxime Vanasse Agency
   853 av Rockland
   Outremont, QB H2V 2Z8 Canada
   T   1 514 277 4842
   F   1 514 277 4817

• • • • • • • • • • • • • • • • •

Lise White Talent Agency
   P.O. Box 148
   Saint Sauveur, QB J0R 1R0 Canada
   T   1 514 984 0714
   F   1 450 224 4473

Nicole Dodier Agency
   2 rue Saint Malo
   Sainte Julie, QB J0L 2S0 Canada
   T   1 450 649 4611
   F   1 450 922 4461

Bellini Talent & Modeling Agency Inc
   5099A Jarry East
   St Leonard, QB H1R 1Y5 Canada
   T   1 450 326 3599
   F   1 450 329 0281

NE**X**T

NEW YORK 23 WATTS ST NY 10013 / 212 925 5100 F 212 925 5931 **MIAMI** 1688 MERIDIAN AVE # 800 MIAMI BEACH FL 33139 / 305 531 5100 F 305 531 7870 **LA** 8447 WILSHIRE BLVD #301 BEVERLY HILLS CA 90211 / 323 782 0010 F 323 782 0035 **MONTREAL** 3547 ST LAURENT STE 401 MONTREAL / T 514 288 9216 F 514 288 9043 **TORONTO** 110 SPADINA AVE STE 303 TORONTO M5V2K4 / T 416 603 4807 F 416 603 9891 **PARIS** 188 RUE DE RIVOLI 75001 / WOMEN 01 5345 1313 MEN 01 5345 1314 F 01 5345 1301 **LONDON** 175-179 ST JOHNS STREET LONDON / T 207 2519850 F 207 2519851 **SAO PAULO** RUA FUNCHAL 573 1 ANDAR SAO PAULO 04551 060 / 11 38465678 F 11 38497210 **WWW.NEXTMODELMANAGEMENT.COM**

MODEL & TALENT AGENCIES, CANADA, SASKATCHEWAN

Edge Models & Talent Management
10 Odin Walk
Regina, SASK S4S 6W5 Canada
T   1 306 789 2403
F   1 306 586 2468

Stages Model Agency
304-2206 Dewdney Avenue
Regina, SASK S4T 7S4 Canada
T   1 306 757 8370
F   1 306 522 2271

MASALA MODEL & TALENT INC
208-1001 22nd Street W
Saskatoon, SASK S7M 0S2 Canada
T   1 306 653 3830
F   1 306 653 4916

She Modeling Agency & School
3211 Wells Avenue
Saskatoon, SASK S7K 5W4 Canada
T   1 306 652 7484
F   1 306 382 4513

MODEL & TALENT AGENCIES, CHILE (56)

Elite Chile
Don Carlos 3269, Oficina 1, Las Condes
Santiago,   Chile
T   2 334 7036
F   2 334 3455

Marietta
Barcelona 2070
Santiago,   Chile
T   2 231 6982
F   2 231 6982

NEW MODELS AGENCY
Avda. Suecia 2788, Nunoa
Santiago, 6840137 Chile
Contact: Mrs. Simone Lindeberg
T   2 341 3060
F   2 204 8810
E   nwmodels@entelchile.net

Academia y Agencia de Modelos Ximena Caceres
1 Oriente 312
Vina del Mar,   Chile
T   32 697 736
F   32 697 737

MODEL & TALENT AGENCIES, CHINA (86)

PT MODELS
1F, No. 631, Ho-chaun Road,
Minhang Ward
Shanghai, China
Contact: Jill Sheu / Susan Yang
T   21 6465 8699
F   21 6465 6799
E   ptmodels_6699@yahoo.com.tw

VOGUE MODEL MANAGEMENT

VOGUE MODEL MANAGEMENT
Room 2204, Liu Lin Building, No 1,
Huai Hai Road (M)
Shanghai, 200021 China
Contact: Denny Xu, Vice President
T   21 6386 5358
F   21 5306 7897
W   www.voguemm.com
E   voguemod@ms65.hinet.net

MODEL & TALENT AGENCIES, CROATIA (385)

Face Model Management
L. Milenica 31
Rijeka, 51000 Croatia
T   1 223 812
F   1 211 240

Look
Manzoni 2
Zagreb, 10000 Croatia
T   1 214 026
F   1 214 400

M.A.G.I.K & Oberon
Baboniceva 34
Zagreb, 10000 Croatia
T   1 463 5338
F   1 463 5338

Midiken Model Management
Svarcova 18
Zagreb, 10000 Croatia
T   1 2303 730
F   1 2321 420

WWW Management
Radiceva 34
Zagreb, 10000 Croatia
T   1 492 1800
F   1 488 3333

MODEL & TALENT AGENCIES, CYPRUS (357)

CYPRUS MODELS
P.O Box 27460
Nicosia, 1645 Cyprus
T   2 314 633
F   2 314 632

MODEL & TALENT AGENCIES, CZECH REPUBLIC (420)

D.F.C. FASHION CLUB / GENAGE MODELS
Vesela 5 Street
Brno, 60200 Czech Republic
T   6 0273 0104
F   5 4221 1718

Bravo Models - AVR s.r.o.
Lochotinska 35
Plzen 1, 30111 Czech Republic
T   1 9725 9371
F   1 9725 9566

PRAGUE

Absolut Model Agency
Katerinska 7
Prague 2, 12000 Czech Republic
T   2 9621 0561
F   2 9621 0561

BOHEMIA MODELS
Jungmannova 24
Prague, 11000 Czech Republic
T   2 2494 7367
F   2 2423 2041

Company Models
Drtinova 8
Prague 5, 15000 Czech Republic
T   2 5701 8650
F   2 5701 8138

Czechoslovak Models
Narodni 40
Prague 1, 11000 Czech Republic
T   2 2449 4300
F   2 2449 4304

Intermodels Model Agency
Nedvedovo namesti 3/4
Prague, 14700 Czech Republic
T   2 4143 1303

LOOK MODEL MANAGEMENT
Lodecka 4
Prague 1, 1100 Czech Republic
T   2 2481 7332
F   2 2481 7332
W   www.link2look.com
E   lookprague@link2look.com

Rhea Model Management
Machova 21
Prague 2, 12000 Czech Republic
T   2 2251 6955
F   2 2251 7549

Studio 91
Rasinovo Nabrezi 26
Prague 2, 12800 Czech Republic
T   2 290 405
F   2 290 604

Top Models Prague
Karol'ny Svztlz, 12
Prague, 11000 Czech Republic
T   2 2423 6734
F   2 2423 3470

MODEL & TALENT AGENCIES, DENMARK (45)

Diva Models
Guldsmedgade 22
Arhus C, 8000 Denmark
T   8619 7444
F   8612 5950

Modelbureauet Modelbooking APS
Frederiksgade 12-14
Arhus C, 8000 Denmark
T   8619 6888
F   8619 6388

COPENHAGEN

2PM MODEL MANAGEMENT
Norregade 2, 1st Fl
Copenhagen,   1165 K Denmark
T   33 76 62 62
F   33 76 62 63
W   www.2pm.dk
E   2pm@2pm.dk

BOOKING HOUSE
Ny Adelgade 8
Copenhagen, 1104 K Denmark
T   3337 0710
F   3337 0790

Flair Line Model Management
Peblinge Dossering 4
Copenhagen, 2200 Denmark
T   7026 2644
F   7026 2655

SCANDINAVIAN MODELS / ELITE COPENHAGEN
Gothersgade 89, Ground Floor
Copenhagen, 1123 K Denmark
T   3393 2424
F   3393 9224

SCOOP MODELS OF COPENHAGEN APS
Læderstræde 9
Copenhagen, DK-1201 Denmark
Contact: Bente Lundquist, Director
T   3314 1013
F   3314 1031
W   www.scoopmodels.com
E   booking@scoopmodels.com

UNIQUE MODELS
Ny Østergrade 3
Copenhagen K, 1107 Denmark
T   3312 0055
F   3312 0550

• • • • • • • • • • • • • • • • • •

MODEL & TALENT AGENCIES, ECUADOR (593)

FINNEGAN GROUP
  Quiteno Libre 117
  Quito, Ecuador
  T   2 893 586
  F   2 896 032

MODEL & TALENT AGENCIES, ENGLAND (44)

BMA Model Agency
  The Stables, Norcott Hall Barns, Norcott Hill
  Berkhamsted, Herts, HP4 IRB England
  T   1442 878 878
  F   1442 879 879

MOT Model Agency
  The Stables, Ashlyns Hall, Chesham Road
  Berkhamsted, Herts, HP4 2ST England
  T   1442 863 918
  F   1442 873 333

ADAGE MODEL AGENCY
  The Custard Factory, Gibb Street
  Birmingham, B9 4AA England
  T   121 693 4040
  F   121 693 4041

Nemesis
  95 Spencer Street, The Jewelry Quarter
  Birmingham, B18 6DA England
  T   121 554 7878
  F   121 554 6526

UNITED COLOURS OF LONDON LTD / FBI LTD
  4th Floor, 20-24 Kirby Street
  Edgeware, Middlesex, HA8 6EN England
  T   207 242 5542
  F   207 242 8125

Elisabeth Smith Ltd
  81 Headstone Road
  Harrow, Middlesex, HA1 1PQ England
  T   208 863 2331
  F   208 861 1880

SCALLYWAGS
  1 Cranbrook Rise
  Ilford, Essex, IG1 3QW England
  T   208 518 1133
  F   208 924 0262

Nemesis
  Ludgate Chambers, Leeming House, Ludgate Hill
  Leeds, L52 7HZ England
  T   113 244 4644
  F   113 244 4645

Pat Keeling Model Agency
  99-101 Highcross Street
  Leicester, LE1 4PH England
  T   116 262 2540
  F   116 253 7712

LONDON

Angels
  52 Queens Gardens, Suite 6
  London, W2 3AA England
  T   207 262 5344
  F   207 402 2201

ASSASSIN MANAGEMENT
  2 Marshall Street
  London, W1V 1LQ England
  Contact: Iain Michael
  T   207 534 5400
  F   207 534 5401
  W   www.assassin.co.uk
  E   mail@www.assassin.co.uk

Bruce & Brown London Kids
  203 Canalot Studios, 222 Kensal Road
  London, W10 5BN England
  T   208 968 5585
  F   208 964 0457

BOOKINGS & BOOKINGS MEN
  Studio 6, 27A Pembridge Villas
  London, W11 3EP England
  T   207 221 2603
  F   207 229 4567

Childsplay • The Children's Agency
  1 Cathedral Street
  London, SE1 9DE England
  T   207 403 4834
  F   207 403 1656

Christian's Characters
  London House, 266 Fulham Road, Chelsea
  London, SW10 9EL England
  T   207 795 3000
  F   207 795 0400

CLOSE MANAGEMENT
  2B Seagrove Road
  London, SW6 1RR England
  T   20 7385 2234
  F   20 7385 9282

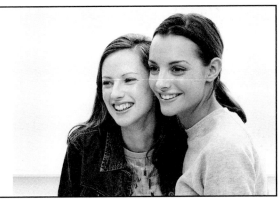

ECUADOR - ENGLAND AGENCIES

CRAWFORDS
  2 Conduit Street
  London, W1S 2XB England
  T   207 629 6464
  F   207 355 1084

Dreams International Model & Casting Agency
  Empire House, 175 Picadilly, Mayfair
  London, WIV 9TB England
  T   71 359 4786
  F   71 688 0771

F.M.
  122 Brompton Road
  London, SW3 1JE England
  T   171 225 1355
  F   171 581 2113

GEE MODELS
  11 Old Burlington Street
  London, W1S 3A0 England
  T   207 440 5650
  F   207 734 8603

Global Model Management
  39-40 St James's Place
  London, SW1 A1NS England
  T   207 629 8407
  F   207 629 8163

GOODFELLAS
  122 Brompton Road
  London, SW3 1JE England
  T   207 584 9974
  F   207 591 0238

Hughes Models 12+
  67C Franciscan Road
  London, SW17 8DZ England
  T   208 672 8494
  F   208 672 8494

IMM LTD • International Model Management
  Unit H, 21 Heathman's Road
  London, SW6 4TJ England
  T   207 610 9111
  F   207 736 2221

IMG MODELS
  Bentinck House, 3-8 Bolsover Street
  London, W1P 7HG England
  Contact: Herve Bougon, Director
  T   207 580 5885
  F   207 580 5868
  W   www.imgworld.com
  *See Ad In New York Section.

INSIGHT MODEL MANAGEMENT
  Southbank House, Black Prince Road
  London, SE1 7SJ England
  Contact: Rachel Willis
  T   207 463 2004
  F   207 463 2254
  W   www.insightmodels.com
  E   info@insightmodels.com

Kamera Kids
  KK Studio, 9 Station Parade
  London, SW12 9AZ England
  T   208 675 4911
  F   208 673 1364

M & P MANAGEMENT
  3 - 4 Bentinck Street
  London, WIU 2EE England
  T   207 224 0560
  F   207 224 0655
  W   www.mandpmodels.com
  E   info@mandpmodels.com

>>

ENGLAND MODEL & TALENT AGENCIES>

Marco Rasala Worldwide
14 Dean Street
London, W1V5AH England
T   207 437 4211
F   207 437 4221

Mark Summers Agency
14 Russell Gardens Mews
London, WI4 8EU England
T   207 603 1979
F   207 602 9994

MAVERICK MODEL MANAGEMENT
134 Lots Road
London, SW10 0RJ England
T   207 823 3585
F   207 823 3586

MODELS ONE
12, Macklin Street, Covent Garden
London, WC2B 5SZ England
T   207 025 4900
F   207 3025 4901

Model Plan
Unit 4, 3rd Flr, Harbour Yard,
Chelsea Harbour, Bywater St
London, SW10 0X0 England
T   207 351 3244
F   207 351 2292

Nev's Modelling Agency
Regal House, 198 Kings Road
London, SW3 5KP England
T   207 352 9496
F   207 352 6068

New Inc
14 Dean Street
London, W1V5AH England
T   207 437 4188
F   207 437 4221

NEXT MODEL MANAGEMENT
175-179 St Johns Street
London, EC1V4LW England
T   207 251 9850
F   207 251 9851

Ordinary People Ltd
8 Camden Road
London, NW1 9DP England
T   207 267 7007
F   207 267 5677

OXYGEN MODEL MANAGEMENT
21 Duke Street, 2nd Floor
London, W1U 1LB England
T   207 487 5538
F   207 224 0795

Premier Model Management Limited
40-42 Parker Street
London, WCB 5PQ England
T   207 333 0888
F   207 323 1221

Profile
1-4 Langley Court
London, WC2 E9JY England
T   207 836 5282
F   207 497 2255

Rage Models
256 Edgeware Road, Tigress House
London, W2 1DS England
T   207 262 0515
F   207 402 0507

Sandra Reynolds Model & Casting Agency
50 Fitzroy Street
London, W1P 5HS England
T   207 387 5858
F   207 387 5848

SELECT MODEL MANAGEMENT
17 Ferdinand Street
London, NWI 8EU England
Contact: Clare Castagnetti, Director
T   207 284 5600
F   207 284 5685
E   clare@selectmodel.com

So Dam Tuff/The Basement
41 Paradise Walk, Chelsea
London, SW3 4JW England
T   207 351 0111
F   207 352 0001

Storm Model Management
5 Jubilee Place
London, SW3 3TD England
T   207 352 2278
F   207 376 5145

Take Two Model Agency
11 Garrick Street
London, WC2E 9AR England
T   207 836 4501
F   207 836 0140

TOP MODELS LTD
21-25 Goldhawk Road, 3rd Floor
London, W12 8QQ England
T   207 743 0640
F   207 743 0640

Yvonne Paul Management
10 Tiverton Road
London, NW10 3HL England
T   208 960 0022
F   208 960 0410

Tuesdays Child
Gateway House, Watersgreen
Macclesfield, SK11 6LH England
T   162 561 2244
F   162 550 1765

MANCHESTER

Nemesis
54 Princess Street
Manchester, M1 6HS England
T   161 228 6363
F   161 236 1771

Pamela Holt
Tanzaro House, Ardwick Green North
Manchester, M12 6FZ England
T   161 273 4444
F   161 273 4567

BOSS MODEL MANAGEMENT LIMITED
Half Moon Chambers, Chapel Walks
Manchester, M2 1HN England
Contact: Debra Burns, Managing Director
T   161 834 3403
F   161 832 5219
W   www.bossagencies.co.uk
E   julie@bossagencies.co.uk

MMA • Manchester Model Agency
14 Albert Square
Manchester, M2 5PF England
T   161 236 1335
F   161 832 2502

Model Plan
1st Floor, Lloyds House, 18 Lloyd Street
Manchester, M2 5WA England
T   161 819 1083
F   161 819 1180

KAOS! MODELS
31 Mosley Street, 3rd Floor
Newcastle, NE1 1YF England
T   191 222 0304
F   191 233 1188

MODEL & TALENT AGENCIES, ESTONIA (372)

TALLINN

BALTIC MODELS
Rataskaevu 6-5
Tallinn, 10123 Estonia
T   646 4386
F   646 4387

Beatrice Mass Model Management
Roosikrantsi 4C
Tallinn, 10119 Estonia
T   6 466 226
F   6 314 177

EMA Models Management
16-2A Viru Str
Tallin, EE0001 Estonia
T   631 3079
F   644 1749

HARTMAN MODEL AGENCY
AiA 21-17
Tallinn, 10111 Estonia
T   641 8625
F   641 8624

Modelnet
Parnu Mnt. 21
Tallin, EE001 Estonia
T   660 5184
F   660 5197

MODEL & TALENT AGENCIES, FINLAND (358)

HELSINKI

OY Fondi Models
Unionkatu 45A
Helsinki, 00170 Finland
T   9 684 0160
F   9 684 01626

PAPARAZZI MODEL MANAGEMENT
Salomomkatu 17 B 30
Helsinki, 00100 Finland
T   9 686 6410
F   9 686 64120

≫≫

PERLUCA MANAGEMENT
  P.O. Box 319
  Helsinki, 00151 Finland
  T   9 4541 2995
  F   9 4541 2990

Model Boom
  Pursimiehenkatu 13
  Helsinki, 00150 Finland
  T   9 626 055
  F   9 634 064

SUOMEN EUROPE FASHION
  Frederikinkatu 29 A
  Helsinki, 00120 Finland
  T   9 608 041
  F   9 640 303
  W   www.sef.sci.fi
  E   sef@sci.fi

Pariss Model Agency
  Tuomikuja 7
  Seinajoki, 60100 Finland
  T   6 414 0137
  F   6 421 2250

SUOMEN EUROPE FASHION
  Satakunnankatu 14, Box 673
  Tampere, 33101 Finland
  T   3 2237046
  F   3 2237600
  W   www.sef.sci.fi
  E   sef@sci.fi

MODEL & TALENT AGENCIES, FRANCE (33)

PERFECT MODELS
  30 Blvd. J.B. Lebas
  Lille, 5900 France
  T   3 20 58 91 11
  F   3 20 58 91 13

Glady's Fashion
  4 Avenue Verguin
  Lyon, 69006 France
  T   4 78 94 07 80
  F   4 78 89 10 92

Absolute Model Gruppen
  68, rue Sainte
  Marseille, 13001 France
  T   4 91 33 25 73
  F   4 91 33 99 09

Hourra! Models
  333 Corniche Kennedy
  Marseille, 13007 France
  T   4 9 77 70 70
  F   4 96 11 04 11

FAM INTERNATIONAL
  30 Bd Vital Bouhot
  Neuilly, 92521 France
  T   1 41 92 06 50
  F   1 46 37 45 50

Hourra! Models
  28 rue de la Buffa
  Nice, 06000 France
  T   4 93 88 00 99
  F   4 93 82 51 51

PARIS

Allix
  80, rue Vaneau
  Paris, 75007 France
  T   1 42 84 03 03
  F   1 45 44 18 94

BANANAS MAMBO
  9, rue Duphot
  Paris, 75001 France
  T   1 40 20 02 03
  F   1 40 20 41 20

Beauties
  22, rue de Caumartin
  Paris, 75009 France
  T   1 47 42 51 79
  F   1 44 69 28 85

Best Men / CIM
  98 bis, Boulevard Hausmann
  Paris, 75008 France
  T   1 44 69 30 20
  F   1 44 69 30 21

Best Women / CIM
  98 bis, Boulevard Hausmann
  Paris, 75008 France
  T   1 44 69 30 22
  F   1 44 69 30 27

CITY MODELS
  21, rue Jean Mermoz
  Paris, 75008 France
  T   1 53 93 33 33
  F   1 53 93 33 34

contrebande

agence de mannequins - model management

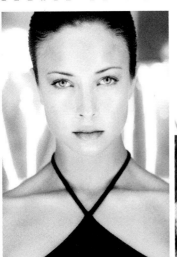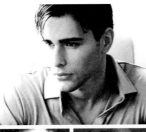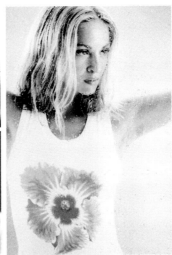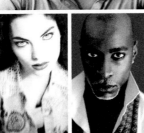

48 rue Sainte Anne 75002 Paris - Tel (33) 1 40 20 42 20 - Fax (33) 1 40 20 42 21 - www.contrebande.com

Clapboard International
2, rue Pierre Demours
Paris, 75017 France
T   1 45 72 17 55
F   1 45 72 21 71

CLICK MODELS • PARIS
27 rue Vernet
Paris, 75008 France
Contact: Gisele Attias
T   1 47 23 44 00
F   1 47 20 31 15
W   www.click.fr
E   click.model@wanadoo.fr
***See Ad Under New York Section.**

Coccinelle
28, rue de Trevise
Paris, 75009 France
T   1 42 46 55 00
F   1 42 46 07 94

CONTREBANDE
48 rue Sainte-Anne
Paris, 75002 France
Contact: Eric Perceval
Model Agency - Lic. Number 98
Artistic Agent - Lic. Number 884
T   1 40 20 42 20
F   1 40 20 42 21
W   www.contrebande.com
E   booking@contrebande.com

Crystal Model Agency
9, rue Duphot
Paris, 75001 France
T   1 42 61 98 98
F   1 42 61 90 47

Dynamite
34, Rue de Laborde
Paris, 75008 France
T   1 42 94 89 89
F   1 42 94 89 00

≫

ELITE MODEL MANAGEMENT
8, bis rue Lecuirot
Paris, 75014 France
T   1 40 44 32 22
F   1 40 44 32 80

Figures Libres
14 bis, Rue de Marbeuf
Paris, 75008 France
T   1 49 52 08 00
F   1 47 20 96 20

FORD MODELS • PARIS
9 Rue Scribe
Paris, 75009 France
T   1 53 05 25 25
F   1 53 05 25 26
*See Ad Under New York Section.

Frimousse
8, rue de Ponthieu
Paris, 75008 France
T   1 53 75 40 40
F   1 53 75 40 41

IDOLE MODEL MANAGEMENT
3, rue du Cirque
Paris, 75008 France
Contact: Michel Jouneau
T   1 53 96 06 00
F   1 53 96 06 01
W   www.idole.com
E   agence@idole.com

IMG MODELS
16, avenue de l'Opera
Paris, 75001 France
Contact: Jeni Rose, Director
T   1 55 35 12 00
F   1 55 35 12 01
W   www.imgworld.com
E   tbonneav@imgworld.com
*See Ad In New York Section.

International Models
116, av. du Gal de Gaulle
Paris, 75014 France
T   1 56 53 63 63
F   1 56 53 63 64

JFPM
11, rue Chanez
Paris, 75016 France
T   1 47 43 13 14
F   1 47 43 11 65

KARIN MODELS
9, Avenue Hoche
Paris, 75008 France
T   1 45 63 08 23
F   1 45 63 58 18

L'Agence de Mannequins
30, rue d'Astorg
Paris, 75008 France
T   1 53 30 20 00
F   1 53 30 20 05

Les Moins de 20 Ans
11, rue de Navarrin
Paris, 75009 France
T   1 42 82 12 12
F   1 42 82 72 02

MADISON MODELS
4, Avenue Hoche
Paris, 75008 France
T   1 44 29 26 36
F   1 47 63 44 04

MARILYN AGENCY
4, rue de la Paix
Paris, 75002 France
T   1 53 29 53 53
F   1 53 29 53 00

Media Acteurs Pub (M.A.P.)
34, rue Vivienne
Paris, 75002 France
T   1 44 82 79 80
F   1 44 88 20 89

MEN OF KARIN
9, Avenue Hoche
Paris, 75008 France
T   1 45 63 33 69
F   1 45 63 17 71

Metropolitan Models
7, Bd des Capucines
Paris, 75002 France
T   1 42 66 52 85
F   1 42 66 48 75

MGM
4, rue de la Paix
Paris, 75002 France
T   1 53 29 53 39
F   1 53 29 53 02

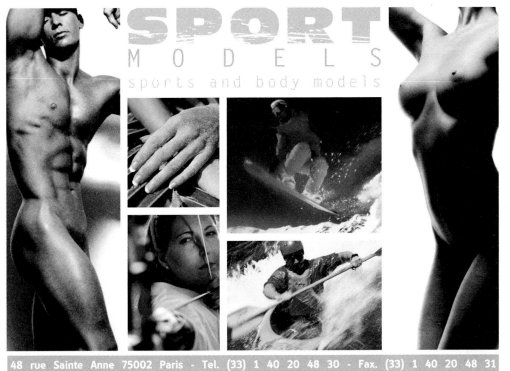

48 rue Sainte Anne 75002 Paris · Tel. (33) 1 40 20 48 30 · Fax. (33) 1 40 20 48 31

NATHALIE MODEL AGENCY
10, rue Daubigny
Paris, 75017 France
T   1 44 29 07 10
F   1 44 29 07 11

Next Management
188, rue de Rivoli
Paris, 75001 France
T   1 53 45 13 00
F   1 53 45 13 01

Oviation
17, rue Andre Del Sarte
Paris, 75018 France
T   1 42 59 14 00
F   1 42 59 14 15

PH One International Model Agency
15, rue Richepense
Paris, 75008 France
T   1 55 35 96 90
F   1 42 44 20 00

Profil
11, rue des Arquebusiers
Paris, 75003 France
T   1 40 29 04 04
F   1 42 78 23 88

Rebecca's
33, rue du Petit Musc
Paris, 75004 France
T   1 44 61 84 20
F   1 44 61 84 21

Roxanne Model Agency
25, rue de Ponthieu
Paris, 75008 France
T   1 44 95 84 51
F   1 44 95 84 69

SILVESTRE MODEL MANAGEMENT
70 Blvd Sebastobol
Paris, 75003 France
T   1 4454 1818
F   1 4454 1819

>>

Slides
9, rue Duphot
Paris, 75001 France
T 1 42 61 18 08
F 1 42 61 90 47

SPORT MODELS
48 rue Sainte-Anne
Paris, 75002 France
Contact: Eric Perceval
T 1 40 20 48 30
F 1 40 20 48 31
W www.sport-models.com
E desk@sport-models.com

SUCCESS
11 rue des Arquebusiers
Paris, 75003 France
T 1 42 78 89 89
F 1 42 78 80 02
W www.successmodels.com

Vision Agency
11, rue des Arquebusiers
Paris, 75003 France
T 1 4454 9400
F 1 4278 1767

Viva Models
15, rue Duphot
Paris, 75001 France
T 1 44 55 12 60
F 1 44 55 12 62

• • • • • • • • • • • • • • • •

Zenith Models
B.P. 35
Strasbourg Cedex 2, 67031 France
T 388 56 20 40
F 388 56 38 39

Kalao
24 Blvd Riquet
Toulouse, 31000 France
T 5 61 63 17 40
F 5 61 62 91 54

MODEL & TALENT AGENCIES, GERMANY (49)

BERLIN

BANDITS MODEL MANAGEMENT
Widosteig 15
Berlin, 12524 Germany
Contact: Katrin Goemann, Director
T 30 6397 5551
F 30 6397 5552
W www.bandits-models.com
E info@bandits-models.com

Bond Models Managment Berlin
Helmstedterstr. 5
Berlin, D 10717 Germany
T 30 21 91 99 61
F 30 21 91 99 63

FAMOUS INTERNATIONAL MODEL AGENCY
Spreeufer 5
Berlin, 10178 Germany
Contact: Hans Jung, Owner/Head Booker
T 30 246 5700
F 30 246 57010
W www.famousagency.com
E models@famousagency.com

IAZIO MODEL AGENCY
Zossenerstrabe 31
Berlin, 10961 Germany
T 30 315 073 73
F 30 698 195 49

Kunstlerdienst Berlin
Kurfuerstendamm 210
Berlin, 10719 Germany
T 30 88 43050
F 30 88 430562

M4 MANAGEMENT
Torstraffe 125
Berlin, 10119 Germany
T 30 275 6210
F 30 279 6463

Seeds
Immanuekirch Strasse, 3/4
Berlin, D-10405 Germany
T 30 440 1340
F 30 440 13420

TALENTS
Bundesallee 221
Berlin, D-10405 Germany
T 30 2360 8630
F 30 2360 8640

TYPE FACE
Tempelhofer Ufer 10
Berlin, 10963 Germany
Contact: Inka / Bettina
T   30 283 9850
F   30 2839 8529
W   www.type-face.de
E   info@type-face.de

Viva Models
Hackescher Markt 3
Berlin, 10178 Germany
T   30 240 8980
F   30 240 8989

• • • • • • • • • • • • • • • •

Cover Models
Raehnitzgasse 24, Ecke Konigstrasse
Dresden, 01097 Germany
T   351 804 3669
F   351 804 3996

DUSSELDORF

Bond Models Model Management Gmbh
Fuerstenwall 182
Düsseldorf , D 40215 Germany
T   211 385 0007
F   211 385 8700

D'SELECTION
Cecilien Allee 66
Düsseldorf, 40474 Germany
T   211 84555
F   211 84550

E Models Management
Corneliusstrabe 71
Düsseldorf, 40215 Germany
T   211 386 100
F   211 386 1010

EQ Model Management
Marienstrasse 19
Düsseldorf , D-40212 Germany
T   211 363 694
F   211 363 681

Model Pool Internatonal
Akademiestr 7
Düsseldorf, 40123 Germany
T   211 865 560
F   211 865 5665

No Toys
Schwanenmarkt 12
Düsseldorf, 40213 Germany
T   211 322 100
F   211 322 111

OM MODEL AGENCY SPORT & BODY MODELS
Tussmannstrasse 95
Düsseldorf, 40477 Germany
T   211 482 199
F   211 482 187

Stars Model Management Gmbh
Benrather Strasse 6
Düsseldorf, 40213 Germany
T   211 86 56 10
F   211 32 34 34

FRANKFURT

East West Models
Launitzstr 12
Frankfurt, D 60594 Germany
T   69 6109 310
F   69 6109 3131

Frankfurt One!
Hamburger Alee 45
Frankfurt, 60486 Germany
T   69 975 8750
F   69 975 875 75

Kunstlerdienst
Saonestr 2-4
Frankfurt/M, 60528 Germany
T   69 6670 0
F   69 6670 459

Metropolitan
Grosse Bockenhimerstrasse 35
Frankfurt, 60313 Germany
T   69 9740 1330
F   69 9740 1333

S'MS • SEEBER
Darmstädter Landstr 320
Frankfurt, 60598 Germany
T   69 685 005
F   69 689 7282

HAMBURG

Avance Model Group
P.O. Box 20 31 13, Weidenstieg 10
Hamburg, D-20221 Germany
T   40 430 989 77
F   40 430 989 88

≫

BODY & SOUL
WerderstraBe 39
Hamburg, 20144 Germany
Contact: Pia Kohles
T   40 41 2091
F   40 410 4748
W   www.bodyandsoul-models.de
E   info@bodyandsoul-models.de

Face
Wandsbeker CH. 117
Hamburg, 22085 Germany
T   40 200 9797
F   40 200 4521

Hoeppel Agency
Lokstedler Steindamm 31
Hamburg, D 22529 Germany
T   40 566 061
F   40 560 1810

Kunstlerdienst Hamburg
Nagelsweg 9
Hamburg, 20097 Germany
T   40 24 850
F   40 24 851 457

LOUISA MODELS HAMBURG
Feldbrunnen Strasse 24
Hamburg, 20148 Germany
Contact: Louisa Von Minckwitz, Agent
B   king: 40 414 40 100 /
T   40 414 40 111 Make-Up
F   40 414 40 222
W   www.louisa-models.de
E   info-ham@louisa-models.de

M4 Models
Schluterstr 54a
Hamburg, D 20146 Germany
T   40 413 2360
F   40 413 2361 6

Mega Model Agency
Kaiser Wilhelm Str 93
Hamburg, 20355 Germany
T   40 355 2200
F   40 355 2202 2

Model Contact
Borsteler Bogen 27
Hamburg, 22453 Germany
T   40 553 8885
F   40 553 8886

Model Management Hamburg
Hartungstr 5
Hamburg, 20146 Germany
T   40 440 555
F   40 450 0885

MODEL TEAM
Schluterstrasse 60
Hamburg, 20146 Germany
Contact: Soni Ekvall
T   40 414 1037
F   40 414 1033 4
W   www.modelteam-hamburg.de
E   soni@modelteam-hamburg.de

MODELWERK
Rothenbaumchaussee 1
Hamburg, 20148 Germany
T   40 44 79 29
F   40 44 79 10
W   www.modelwerk.com
E   modelwerk@modelwerk.com

Network Model Management
Milchstrasse 26
Hamburg, D 20148 Germany
T   40 44 1451
F   40 45 7114

OKAY MODELS
Ost West Strasse 63
Hamburg, 20457 Germany
Contact: Maggie Fedorow-Berndt
T   40 378 5000
F   40 378 5001 0
W   www.okaymodels.de
E   email@okaymodels.de

People & Friends
Gerhofstr 29
Hamburg, 20354 Germany
T   40 357 6440
F   40 357 6444 4

Promod Model Agency
Barmbeker Str 136
Hamburg , 22299 Germany
T   40 471 0000
F   40 471 0002 2

TALENTS Model Agency
Isestr. 43
Hamburg, 20144 Germany
T   40 27 1047
F   40 27 1041

op Models of the World
Hasselbrookstrabe 113
Hamburg, 22089 Germany
T   40 200 4360
F   40 205 004

Volf Models
Alsterufer 46
Hamburg, D-20354 Germany
T   40 413 3190
F   40 413 3194 1

• • • • • • • • • • • • • • •

lexus
AM Schulberg 9
Kerpen, 50169 Germany
T   2273 930 9013
F   2273 939 039

tage Twenty-Four
Hansaring 24
Koln, 50670 Germany
T   221 139 1242
F   221 139 1244

upreme Model Agency
Waldparkstrobe 30
Mannheim, 68163 Germany
T   621 833 2333
F   621 833 2339

MUNICH

3rigitte Models
Leopoldstrasse 27
Munich, 80802 Germany
T   89 745 02 840
F   89 745 02 841

CAWI MODELS
Schwanthalerstrasse 13
Munich, 80336 Germany
T   89 557 995
F   89 550 1122

Harry's Model Management
Widenmayerstrasse 46
Munich, 80538 Germany
T   89 360 0000
F   89 361 7067

LOUISA MODELS MUNICH
Ebersberger Strasse 9
Munich, 81679 Germany
Contact: Louisa Von Minckwitz, Agent
T   89 9210 9620 Women
T   89 9210 9630 Men
T   89 9210 9641 Make Up
F   89 9210 9638
W   www.louisa-models.de
E   info-muc@louisa-models.de

Kunstlerdienst München
Sonnenstr 2/IV
Munich, 80331 Germany
T   89 54 45 1130
F   89 54 45 1154

Nova Models
Antonienstr 3
Munich, 80802 Germany
T   89 38 39 1819
F   89 38 39 1888

MUNICH MODELS
Siegfriedstrasse 17
Munich, 80803 Germany
Contact: Susanne, Ariane, Ramona,
Anja and Marlene
T   89 3899 830
F   89 3899 8333
W   www.munich-models.de
E   booking@munich-models.de

People
Braendstroemstr. 2
Munich, 81827 Germany
T   89 42 2896
F   89 42 2417

PS Model Management Munich
Holzstrasse 12
Munich, D 80469 Germany
T   89 29 19 23 0
F   89 29 19 23 50

Talents München
Ohmstr 5
Munich, D 80802 Germany
T   89 3883 7730
F   89 3883 7733

TATJANA LOBBES
Ansbacher Str 4
Munich, 80796 Germany
T   89 271 8451
F   89 271 0424

≫≫

Unity Models
  Friedrichstrasse 31
  Munich, D 80801 Germany
  T   89 34 47 40
  F   89 33 00 87 11

• • • • • • • • • • • • • • • •

Todays Models
  Moltkestr 15
  Nürnberg, D 90429 Germany
  T   911 28 8948
  F   911 28 8988

Kunstlerdienst Stuttgart
  Jägerstr 14-16
  Stuttgart, 70174 Germany
  T   711 941 0
  F   711 941 2401

Rothchild
  Böblinger Str 10b
  Stuttgart, 70178 Germany
  T   711 603 040
  F   711 640 0802

Rita Jaeger Models
  Rotebuehltlat 29
  Stuttgart, D 70178 Germany
  T   711 226 2051
  F   711 226 3895

Global Professional Group
  Sooderstrasse 23
  Wiesbaden, D-65193 Germany
  T   611 9 54 41 44
  F   611 9 54 40 32

MODEL & TALENT AGENCIES, GHANA (233)

African Models Index
  Box Ct. 3521, Cantonments
  Accra, 00215 Ghana
  T   21 233 952
  F   238 856

MODEL & TALENT AGENCIES, GREECE (30)

ATHENS

ACE MODEL MANAGEMENT
3 Makrigiani St
Athens, 117 42 Greece
Contact: Christina Foussiani, Owner
T   10 922 6200
F   10 924 4636
W   www.acemodels.gr
E   ace@acemodels.gr

ACTION MANAGEMENT
Ferekidou 14-16
Athens, 116 36 Greece
Contact: Dotte Klingström, Director
or Anthi Lalou, Manager
T   10 751 8080
F   10 751 2047
W   www.action-management.com
E   actionmg@otenet.gr

Agence Unique
  15, Karnedou Street
  Athens, 10675 Greece
  T   10 729 26 11
  F   10 721 33 54

Alice Models & Fashion Show Organization
  70, Kiprou Street
  Athens, 16674 Greece
  T   10 968 1730
  F   10 968 1730

Bookers Models
  45 Patriarkhou Ioakim Street
  Athens, 10676 Greece
  T   10 729 5050
  F   10 729 5053

Elena Model Management
  22, Vasileos Georgiou B22
  Athens, 11635 Greece
  T   10 722 3384
  F   10 724 5382

FASHION CULT
Iperidou 5
Athens, 105 58 Greece
Contact: Nelli Oulani
T   10 322 1301
F   10 322 8281
E   fashcult@hol.gr

M'SH • MODEL MANAGEMENT
19 Filellinon Street, 4th Floor
Athens, 10557 Greece
Contact: Yiannis Stamopoulos, Director
T   10 322 4745
F   10 322 4855
E   mshhouse@hellasnet.gr

PRESTIGE GROUP MANAGEMENT S.A.
154 Syngrou Avenue
Athens, 17671 Greece
Contact: Nikos Voglis, Owner
T   10 924 4552
F   10 921 5596
E   prestige@ath.forthnet.gr

Twins Models Agency
11, 25 Martiou Str, Halandri
Athens, 152 32 Greece
T   10 685 6200
F   10 685 6201

Universal Artists/Models
27 Aetorahis
Thessaloniki, 54640 Greece
T   310 82 1742
F   310 81 9424

MODEL & TALENT AGENCIES, HAITI (509)

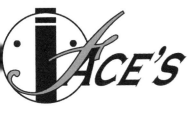

INDICE FACE'S MODEL & TALENT AGENCY
81, Rue Clerveau
Petion-ville, 6140HT Haiti
Contact: Ralph Prophete
T   557 2113
T   512 9988
T   511 6989
F   511 6989
W   www.indicefaces.com
E   contact@indicefaces.com

MODEL & TALENT AGENCIES, HONG KONG (852)

HONG KONG

Catwalk Productions Ltd
Cornell Centre,
50 Wing Tai Road, Room 1702, Chai Wan,
Hong Kong,   Hong Kong
T   2598 0663
F   2598 9719

ELITE HK MODEL MANAGEMENT HOLDINGS LTD
Suite 901, Workington Tower,
78 Bonham Strand East
East Sheung Wan, Hong Kong
Contact: Paul Lau, General Manager
T   2850 5550
F   2851 3384
W   www.elitehkmodel.com

IRENE'S MODEL BOOKING SERVICE LTD
105-111 Thomson Road,
Harvard Comm Building Flat B, 14F
Wanchai, Hong Kong
Contact: Irene Lau
T   2891 7667
F   2838 4840
W   www.irenemodel.com.hk
E   irene115@netvigator.com

Modelink Limited
10A Winner Comm. Bldg., 401-403 Lockhart Rd.
Hong Kong, HK China
T   2572 0300
F   2572 0029

MODEL MANAGEMENT
Unit 4A, 164-166 Hennessy Road, Wanchai
Hong Kong, Hong Kong
Contact: Francis Lo, Managing Director
T   2572 0305
F   2572 0319
W   www.model-management-hk.com
E   enquires@model-management-hk.com

MODELS INTERNATIONAL LTD
26/F, 128 Lockhart Road, Wanchai
Hong Kong, Hong Kong
Contact: Candy Chan, Managing Director
Emmanuelle Pouliquen, Scout Overseas Div.
T   2529 6183
F   2865 2381
W   www.modelshk.com
E   booking@modelshk.com

≫≫

NEW FACE MODEL AGENCY • HONG KONG
  1F, No 62, Wellington St, Central
  Hong Kong, Hong Kong
  Contact: Paul Chang
  T   2536 9911
  F   2526 6788
  E   newface@netvigator.com
  *See Ad This Section.

SIGNAL 8 MODEL MANAGEMENT LTD
  9/F Kai Wah Building,
  68-70 Wellington Street, Central
  Hong Kong, Hong Kong
  Contact: Rebecca Leigh, Director
  Derek Leung, Manager
  Lisa Burrett, Director
  T   2523 1025
  F   2884 9082
  W   www.signal8models.com
  E   signal8@netvigator.com

STARZ PEOPLE (HK) LTD
  Unit 503-504, 5/F, 1 Lyndhurst Tower,
  I Lyndhurst Terrace, Central
  Hong Kong, Hong Kong
  Contact: Mee-Yian Yong
  T   2536 0225
  F   2536 0333
  W   www.starzpeople.com
  E   enquiry@starzpeople.com

Network Model Management
  52-58 Tanner Road, 1A Yalford Bldg,
  North Point, Hong Kong
  T   2565 6349
  F   2565 6926

MODEL & TALENT AGENCIES, HUNGARY (36)

BUDAPEST

ATTRACTIVE ELITE MODELS
  Kadar Utca 9-11
  Budapest, H-1132 Hungary
  Contact: Orsi Feher / Marta Haklik
  T   1 236 4022
  F   1 236 4023
  W   www.attractive.hu
  E   attractive@modelbase.net
  T   30 200 7291

FASHION MODELS
  Andrassy Ut 36
  Budapest, 1061 Hungary
  Contact: Andrew Ali
  T   1 354 0029
  F   1 354 0029
  W   www.fashionmodels.hu
  E   office@fashionmodels.hu

L & W Model Agency
  Sopron ut 40
  Budapest, 1117 Hungary
  T   1 203 9159
  F   1 203 5897

NBC Communications
  Karoly Krt. 25. III/1
  Budapest, 1075 Hungary
  T   1 268 1119
  F   1 317 4655

MODEL & TALENT AGENCIES, ICELAND (354)

ESKIMO MODELS
  Skipholt 33B
  Reykjavik, 105 Iceland
  Contact: Andrea Brabin, Lilja Thorarinsdottir
  or Bjarney Ludviksdottir
  T   533 4646
  F   533 4647
  W   www.eskimo.is
  E   eskimo@eskimo.is

GENAGE MODEL MANAGEMENT
  Holmgardur 34
  Reykjavik, 108 Iceland
  Contact: Mr. Ingi Karlsson
  T   553 4070
  F   553 4072
  W   www.genagemodels.com
  E   office@genagemodels.com

MODEL & TALENT AGENCIES, INDONESIA (62)

Elite Indonesia
  Graha Darya Varia 3rd B Floor 93,
  Jalan Melawai Raya
  Jakarta, 12130 Indonesia
  T   217 261 040
  F   217 261 031

MODEL & TALENT AGENCIES, IRELAND (353)

AMBERS MODEL AGENCY
184 Rathfarnham Road
Dublin, 14 Ireland
T   1 490 1405
F   1 490 6529

Assets Model Agency
40 Leeson Street
Dublin, 2 Ireland
T   1 676 0443
F   1 661 5104

First Option Model Management
40 Dame Street
Dublin , 2 Ireland
T   1 670 5233
F   1 670 5261

IMPACT MODELS
P.O. Box 7534, Cardiff Lane
Dublin, 2 Ireland
T   1 295 4095

Morgan, The Agency
13 Herbert Place
Dublin, 2 Ireland
T   1 661 4572
F   1 662 4575

MODEL & TALENT AGENCIES, ISRAEL (972)

Sarit Damir
79 Bialik St
Ramat-Gan, 52511 Israel
T   3 751 7946
F   3 575 2568

Eden Agency
Pinsker Str. 15
Tel Aviv, 63421 Israel
T   9 657 292
F   9 656 697

IMAGE MODELS AGENCY
118 Ehad Haam Street
Tel Aviv, 65208 Israel
Contact: Betty Rockway
T   3 685 0999
F   3 685 1011
W   www.image-models.com
E   image1@netvision.net.il

KARIN MODELS
3 Nafcha St, Shenkin Corner
Tel Aviv, 65231 Israel
Contact: Ofer Raphaeli
T   3 620 8808
F   3 620 8807
W   www.karinmodels.co.il
E   info@karinmodels.co.il

LOOK MODELS & TALENT
35 Bnei Brak Street, 4th Floor
Tel Aviv, 66021 Israel
T   3 638 6900
F   3 638 6940

Yuli Models
1 Yordey Hasira St
Tel Aviv, Israel
T   3 544 6151
F   3 544 6152

MODEL & TALENT AGENCIES, ITALY (390)

COLLECTION MODEL MANAGEMENT
Via Pancaldi 5
Bologna, 40138 Italy
Contact: Stefano Cavezzi, Managing Director
T   51 343 442
T   51 346 688
F   51 391 681
W   www.collectionmodels.com
E   info@collectionmodels.com

CASTING FLORENCE
Via Di Ricorboli, 17
Florence, 50126 Italy
T   55 680 0505
F   55 680 0457
W   www.casting.it
E   casting@casting.it

MILANO

Admiranda
Via Garofalo 31
Milano, 20133 Italy
T   2 2952 4813
F   2 2952 4814

BY THE WAY MODEL MANAGEMENT
Via Tortona 15
Milano, 20144 Italy
T   2 581 7781
F   2 581 2898

>>

CHRISTIAN JACQUES WOMEN / CJ MEN
Voghera 11/A
Milano, 20144 Italy
Contact: Christian Jacques / Vivian Fiorella
T   2 5810 7440
F   2 5811 3677
W   www.cjmodel.com
E   christianjacques@cjmodel.com

Clan Actor & Model Management
Via Andrea Verga, Suite 4
Milano, 20144 Italy
T   2 4851 9551
F   2 4851 9668

Elite Milano
Via S Vittore 40
Milano, 20123 Italy
T   2 467 521
F   2 481 9058

EYE FOR I MODEL MANAGEMENT
Via Guerrazzi, 1
Milano, 20145 Italy
Contact: Patti Piazzi
T   2 345 471
F   2 3454 7222
W   www.eyefori.com
E   patti@eyefori.com

FASHION MODEL MANAGEMENT S.P.A.
Via Monte Rosa 80
Milano, 20149 Italy
T   2 480 861
F   2 481 9164

Fashion Service Group
Via Eustachi 12
Milano, 21029 Italy
T   2 294 03 000
F   2 295 21 514

FLASH MODEL MANAGEMENT
Via Tortona 14
Milano, 20144 Italy
Contact: Alberto Righini, President
T   2 837 3010
F   2 837 2221
W   www.flashmodelmanagement.com
E   alberto@flashmodelmanagement.it

Funny Type
Via Aurello Saffi No 11
Milano, 20123 Italy
T   2 461 487
F   2 498 4525

FUTURE MODEL MEN
Via Voghera 25
Milano, 20144 Italy
Contact: Wal Torres
T   2 833 0101
F   2 8330 1029
W   www.futuremodelmen.com
E   info@futuremodelmen.com

ICE MODEL MANAGEMENT
Via G G Mora 2
Milano, 20123 Italy
Contact: Marco Melgare
T   2 833 880
F   2 8942 9171
E   ice_mi@energy.it

International Beatrice Models
Via Vicenzo Monti 47
Milano, 20123 Italy
T   2 469 2599
F   2 498 9345

JOY MODEL MANAGEMENT
Via San Vittore 40
Milano, 20123 Italy
Contact: Maristella Becucci, Director
T   2 4800 2776
F   2 4802 2598
W   www.joymodels.com
E   joy@joymodels.com

Look Now
Via A. Da Giussano, 16
Milano, 20145 Italy
T   2 4802 0126
F   2 498 1586

MAJOR MODEL MANAGEMENT
Via Seprio 2
Milano, 20149 Italy
T   2 4801 2828
F   2 4819 4081

MR MODELS MANAGEMENT SPA
Viale Montello, 14
Milano, 20154 Italy
Contact: Marco Fabiani
T   2 349 349 65
F   2 345 2226
***See Ad This Section.**

Names Model Agency
Piazza Arcole n° 4
Milano, 20143 Italy
T   2 8941 0075
F   2 8940 8561

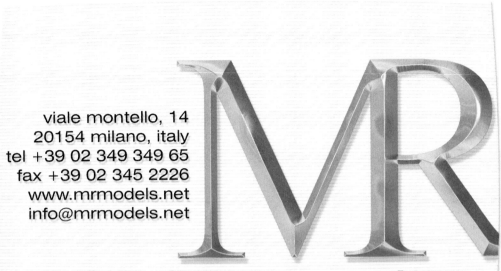

viale montello, 14
20154 milano, italy
tel +39 02 349 349 65
fax +39 02 345 2226
www.mrmodels.net
info@mrmodels.net

models management spa

Names Model Agency
  Piazza Arcole n° 4
  Milano, 20143 Italy
  T   2 8941 0075
  F   2 8940 8561

PAOLO TOMEI MODELS / MORON SRL
  Via Voghera 25
  Milano, 20144 Italy
  Contact: Paolo Tomei
  T   2 833 0101
  F   2 8330 1030
  W   www.paolotomeimodels.com
  E   info@paolotomeimodels.com

PEPEA MODEL MANAGEMENT
  Via Solari 11
  Milano, 20144 Italy
  Contact: Giorgio Riviera, Head Booker
  T   2 8942 0135
  F   2 8942 9371
  W   www.pepeamodel.it
  E   info@pepeamodel.it

Petit Model
  Via Alberto Mario 25
  Milano, 20149 Italy
  T   2 498 3678
  F   2 498 3196

Ricardo Gay Model Management
  Via Revere 8
  Milano, 20123 Italy
  T   2 499 6444
  F   2 480 05508

RUN SHOW MANAGEMENT
  Via Voghera, 25
  Milano, 20144 Italy
  T   2 833 0101
  F   2 8330 1030

Toledo Jet Model Booking
  Corso Lodi 5
  Milano, 20135 Italy
  T   2 5519 4714
  F   2 5519 4784

≫

WANT MODEL MANAGEMENT
Via Borgonuovo 10, 2nd Floor
Milano, 20121 Italy
Contact: Paola Redaelli
T   2 290 6631
F   2 2901 4477
W   www.wantmodel.it
E   info@wantmodelmanagement.com

Why Not Model Management
Via B. Zenale 9
Milano, 20123 Italy
T   2 485 331
F   2 4818 342

ZOOM MODEL MANAGEMENT
Via Franchetti 2
Milano, 20124 Italy
Contact: Andrea Tradico
T   2 657 0669
F   2 657 0760
W   www.zoommodel.it
E   zoommodel@tiscalinet.it
T   2 657 0749

ROME

GAP Model Management
Via Valadier, 36
Rome, 00193 Italy
T   6 322 0108
F   6 321 9371

IS Model Management
Centro Uffici Cinecitta, Viale Tito Labieno, 12
Rome , 00174 Italy
T   6 7154 2263
F   6 7151 0997

Portfolio
Lungotevere Mellimi 10
Rome , 00193 Italy
T   6 361 3491
F   6 322 0434

TOP FLOOR
Via Brunetti, 47
Rome, 00186 Italy
T   6 361 9246
F   6 321 9246

MODEL & TALENT AGENCIES, JAMAICA (876)

SAINT INTERNATIONAL
Apt. A-38, Dunrobin Ct.,
6 Dunrobin Avenue
Kingston, 8 Jamaica
T   969 3829

MODEL & TALENT AGENCIES, JAPAN (81)

Central Fashion Co Ltd
3F Cinq Ishikawabashi Bldg,
5-18 Dankei-dori, Mizuho-ku
Nagoya, 467 Japan
T   52 836 6663
F   52 836 6667

OSAKA

COSMOPOLITAN MODEL AGENCY CO. LTD.
Asahi Plaza Umeda 714,
4-11 Tsuruno-cho, Kita-Ku
Osaka, 530-0014 Japan
Contact: Keiko Hatano
T   6 6359 5067
F   6 6377 3040
W   www.cosmopolitanagency.com
E   cosmopolitan@mua.biglobe.ne.jp

FORZA INC
Torishima Office One Building,
#803, 1-5-2 Temma, Kita-Ku
Osaka, 530-0043 Japan
Contact: Mika Hirayama / Tetsu Kondo
T   6 6882 7200
F   6 6882 7205
W   www.forzamodels.co.jp
E   agency@forzamodels.co.jp

Select Men Model Management
1-2-2-200 Umeda, Kita-ku
Osaka, 530-0001 Japan
T   6 6344 6346
F   6 6344 6295

Visage Inc
1-2-2-200 Umeda, Kita-ku
Osaka, 530 Japan
T   6 348 1855
F   6 348 1858

ZEM INC
Osaka Ekimae No. 2 Bldg. 2F,
1-2-2-200 Umeda, Kita-ku
Osaka, 530-0001 Japan
Contact: Tami Chiba, Managing Director
T   6 6341 5252
F   6 6341 1907
E   zemz@mvj.biglobe.ne.jp

TOKYO

AGENCE PRESSE MODEL MANAGEMENT
6F Masion Blanche 5-6-6,
Minami-Aoyama, Minato-ku
Tokyo, 107-0062 Japan
Contact: Rika Hashimoto
T   3 3406 6771
F   3 3406 5081
E   agence@agencepresse.com

Amazone
403 Harajuku Coop,
1-14-14 Jingumea, Shibuya-ku
Toyko, Japan
T   3 3423 0644
F   3 3423 6753

ARTS C MODELS
305 Tvses Part 6,
1-9-18 Minami Ikebukuro, Toshima-ku
Toyko, 171-0022 Japan
Contact: Atsushi Miyakoshi
T   3 5396 8819
F   3 5396 8819
W   www.artscmodels.com
E   artsc@pa3.so-net.ne.jp

AVENUE 1 CO. LTD
5F M-Bldg, 7-9-7 Akasaka, Minato-ku
Tokyo, Japan
Contact: Sawa Saito, Director
T   3 5570 1168
F   3 5570 1154
E   avenue@on.rim.or.jp

AXELLE INC
Root Higashiazabu 10F,
3-4-18, Higashiazabu, Minato-Ku
Tokyo, 106-0044 Japan
Contact: Keiko Kyomoto, President
T   3 3582 1212
F   3 3582 6430
W   www.axelle.co.jp
E   model@axelle.co.jp

BELLEMODELS INC
405, 4-6-3, Akasaka, Minato-ku
Tokyo, 107-0052 Japan
Contact: Ryuji Takano, President
T   3 6229 1544
F   3 6229 1545
W   www.bellemodels.co.jp
E   thinking@mail.wics.ne.jp

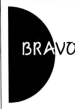

BRAVO MODELS
Room 701, 3-1-25 NishiAzabu, Minatoku
Tokyo, 106-0031 Japan
Contact: Shoko Arai, President
T   3 3746 9090
F   3 3746 9901
W   www.bravomodels.net
E   women@bravomodels.net
E   men@bravomodels.net

CINQ DEUX UN CO., LTD.
Al Bergo Nogizaka 508,
9-6-28 Akasaka, Minato-ku
Tokyo, 107-0052 Japan
T   3 3402 8445 Women
T   3 3402 7591 Men
T   3 3402 8688 Prima
F   3 3402 8687
E   cdujapan@blue.ocn.ne.jp

DONNA INC
503, 1-7-9 Jinnan, Shibuya-Ku
Tokyo, 150-0041 Japan
Contact: Junko Shimazaki
T   3 3770 8255
F   3 3770 8266
E   donna@nn.iij4u.or.jp

Evviva Inc
Akasaka Tokyu Bldg 5-F,
2-14-3 Nagatacho, Chiyoda-ku
Tokyo, 100-0014 Japan
T   3 3502 4721
F   3 3502 4720

Faces Guild Modeling Agency
1-8-13 Nishi-Azabu, Minato-ku
Tokyo, Japan
T   3 3475 0152
F   3 3475 5687

>>

FOLIO
8F, 1-10-11, Higashiazabu, Minato-ku
Tokyo, 106-0044 Japan
Contact: Yumi Sakai
T   3 3586 6481
F   3 3505 2980
E   folio@mb.kcom.ne.jp

FORZA INC
Nogizaka Park Front Building 5F,
1-15-15 Minami-Aoyama, Minato-ku
Tokyo, 107-0062 Japan
Contact: Mika Hirayama / Koichi Noyori
T   3 3478 2760
F   3 3478 2761
W   www.forzamodels.co.jp
E   tokyo@forzamodels.co.jp

FRIDAY MODEL AGENCY
901 Star Plaza Aoyama,
10-3 Shibuya, Shibuya-ku
Tokyo, 150-0002 Japan
Contact: Junko (Jap Dev) / Nikki (Intl Dev)
T   3 3406 1487 International Development
T   3 3406 1550 Japanese Development
F   3 3406 1456
W   www.fridaymodels.net
E   info@fridaymodels.net

Gallery Models
Fine Aoyama Building 8F,
6-2-13 Minami Aoyama, Minato-ku
Tokyo, 107-0062 Japan
T   3 3486 4755
F   3 3486 4757

ICE MODEL MANAGEMENT
Itoyama Tower 124, 3-7-18, Mita, Minato-ku
Toyko, 108 Japan
T   3 5440 6160
F   3 5440 6158

John Robert Powers
4-1 Kioi-Cho, New Otani Hotel, Chiyoda-ku
Tokyo, Japan
T   3 3265 1111
F   2 3221 2985

K&M Promotion
3-40-2 Jingumae, Shibuya-ku 150
Tokyo, Japan
T   3 3404 9429

KIRARA JAPAN MODEL MANAGEMENT
402 St Rope Minami Aoyama,
6-3-14 Minami Aoyama, Minato-ku
Tokyo, 107-0062 Japan
T   3 5466 8802
F   3 5466 8821

L'Homme & La Femme
2-1-5 Higashiyama, Meguro-ku
Tokyo, 153 Japan
T   3 5721 6006
F   3 5721 6007

PUEBLO MODELS
55-7-303 Motoyoyogi, Suite 303, Shibuya-ku
Tokyo, 151-0062 Japan
T   3 3468 1051
F   3 3468 1038

Satoru Model Management
Belaire Gardens 5A, 4-2-11 Jingumae, Shibuya-ku
Tokyo, 150 Japan
T   3 3475 0555
F   33 408 7211

Tateoka Office
6-34-14 Jingumae, Shibuya-ku
Tokyo, 150 Japan
T   3 5466 2902
F   3 5466 2904

TEAM INC
Akasaka Tokyu Bldg 5F,
2-14-3 Nagatacho, Chiyoda-ku
Tokyo, 100-0014 Japan
Contact: Yu Ogino
T   3 3502 4711
F   3 3502 4715
E   team@coral.ocn.ne.jp

Urban Agency Co Ltd
Pare Nogizaka 603,
9-5-26 Akasaka, Minato-ku
Tokyo, 107-0052 Japan
T   3 3475 0453
F   3 3475 0529

VOICE MODEL MANAGEMENT
Ph Tanaka Tamuracho Bldg,
2-12-15 Shimbashi, Minato-ku
Tokyo, 105-0004 Japan
Contact: Kei Suzuki, Managing Director
T   3 5251 5688
F   3 5251 5689
W   www.voicemodels.co.jp
W   www.tokyomodels.net/voice
E   info@voicemodels.co.jp

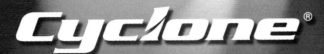
WORLD TOP INC
2-1-4 Ebisuminami,
PS Heights, Suite 3F, Shibuya-ku
Toyko, 150-0022 Japan
Contact: Hiromi Tashiro
T   3 3719 7751
F   3 3719 8980
W   www.worldtopmodels.net
E   worldone@serenade.plala.or.jp
E   worldtop15@hotmail.com

Y.O. Models
5-4-24 Minami Aoyama, Suite 302, Minato-ku
Tokyo, 107-0062 Japan
T   3 5467 0260
F   3 5467 0263

YOSHIE INC
#403 Gold Bldg, 1-12-23 Taishido, Setagaya-ku
Tokyo, 154-0004 Japan
Contact: Yoshie Furuya
T   3 5481 2224
F   3 5481 5832
E   yf01-yos@kt.rim.or.jp

ZUCCA MODEL AGENCY
Raffiné Tomigaya 601,
2-20-1 Tomigaya, Shibuya-ku
Tokyo, 151-0063 Japan
Contact: Kumiko Ueno, Director
T   3 3465 5851
F   3 3465 4871
E   zucca@trio.plala.or.jp

MODEL & TALENT AGENCIES, KOREA (82)

SEOUL

C.A.T. The Culture Production Co Ltd
#3-20, 3F, Iirae Bldg,
Chung Dam-Dong, Kang Nam-ku
Seoul, 135-100 Korea
T   2 518 6437
F   2 512 5199

CYCLONE ENTERTAINMENT CO LTD
Olympia Center Bldg.,
828-10 Yuksam-dong, Kangnam-Gu
Seoul, Korea
Contact: Bruce Cho, Exec. Director/Int'l Business
T   2 6262 2666
F   2 554 8405
W   www.cyclone-ent.co.kr
E   bruce@cyclone-ent.co.kr
*See Ad This Section.

MIRU ENTERTAINMENT
537-4 Mir B/D, Shinsa Dong, Kangnam-Gu
Seoul, Korea
Contact: Jung Hyun Ill
T   2 511 1866
F   2 511 3752
E   mirumgnt@hotmail.com

MODEL CENTER INTERNATIONAL
5F Textile Center B/D,
#944-31 Daechi-3 Dong, Kangnam-Gu
Seoul 135-713 Korea
Contact: Shin Woo Toh
T   2 2528 0888
F   2 2528 0886
W   www.modelcen.co.kr
E   tohsw@korea.com

≫≫

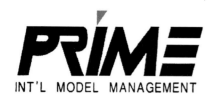

INT'L MODEL MANAGEMENT

PRIME AGENCY CO LTD
 Yuwoo B/D #402, 737-1,
 Hannam 2-Dong, Yongsan-Gu
 Seoul, Korea
 Contact: Hyun-Jin Park, President
 or Jean Song, Casting Director
 T   2 790 5672
 F   2 790 5676
 E   primeagency@netsgo.com

STARS AGENCY INC
 6F, Baegang Bldg, 666-14,
 Shinsa-Dong, Kangnam-Gu
 Seoul, Korea
 Contact: Jason Kim
 T   2 518 1332
 F   2 514 5494
 W   www.estars.co.kr
 E   Jason@estars.co.kr

WOOLEE MODEL INTERNATIONAL
 #301, Sikok B/D, Nonhyun-dong, Kangnam-Gu
 Seoul, Korea
 T   2 512 21378
 F   2 512 2139
 W   www.woolee21.com
 E   jkwak@woolee21.com

MODEL & TALENT AGENCIES, LATVIA (371)

BEATRICE MASS MODELNET
 Pukveza Brieza str. 25
 Riga, LV-1010 Latvia
 T   733 1454
 F   733 1354

NATALIE MODEL AGENCY
 27/2 Gertrudes Str
 Riga, LV 1011 Latvia
 T   731 2154
 F   731 2438

MODEL & TALENT AGENCIES, LITHUANIA (370)

Modilinos Model Agency
 Parodos 7-4
 Kaunas, 3000 Lithuania
 T   981 6103
 F   732 3257

MODEL & TALENT AGENCIES, LUXEMBOURG (352)

GOOD SHOWS MGT LUXEMBURG
 2A, Place de Paris
 Luxemburg, L-2314 Luxemburg
 T   489 413
 F   404 220

MODEL & TALENT AGENCIES, MEXICO (52)

Facia Models
 Jalisco 7
 Heroes de Padierna, CP 10700 Mexico
 T   5 652 4327
 F   5 658 6239

MEXICO CITY

Contempo International Model Management
 Cenote 12, Col. Pedregal
 Mexico City, CP 04510 Mexico
 T   5 666 3022
 F   5 666 3022

MODELOS QUETA ROJAS
 Oaxaca #96-103
 Mexico City, Mexico
 Contact: Enriqueta Rojas, President
 T   5 511 87 55
 F   5 514 28 72
 W   www.queta-rojas.com.mx
 E   queta@quetarojas.com

Seduva Modelos
 Montacito 38, Floor 17, Suite 19, WTC
 Mexico City, DF 03810 Mexico
 T   5 488 0809
 F   5 488 0810

Arte Modelos
 Blvd Aqua Caliente No 11300, Local 227,
 Plaza Campestre, C.P. 22420
 Tijuana, Baja Cfa. Mexico
 T   66 21 6006
 F   66 21 6273

MODEL & TALENT AGENCIES, NETHERLANDS (31)

AMSTERDAM

AFT Model Agency BV
Singel 117
Amsterdam, 1012 VH Netherlands
T   20 624 2628
F   20 620 6309

COMPANY INCOGNITO
Edisonstraat 24-1
Amsterdam, 1098 TB Netherlands
T   20 663 70 77
F   20 663 70 77

Corine's Agency
Prinsengracht 678
Amsterdam, KX 1017 Netherlands
T   20 622 67 55
F   20 620 34 09

DE BOEKERS
Herengracht 407
Amsterdam, 1017 BP Netherlands
T   20 627 27 66
F   20 622 40 78

Elite Amsterdam
Keizersgracht 448
Amsterdam, 1016 GD Netherlands
T   20 627 99 29
F   20 624 05 57

Euromodel BV
Raadhuisstraat 52
Amsterdam, 1016 DG Netherlands
T   20 623 79 57
F   20 620 36 11

PAPARAZZI MODEL MANAGEMENT
Keizersgracht 470
Amsterdam, 1017 EG Netherlands
T   20 639 39 10
F   20 428 72 27

PEPERONI
Nicolaas Witsenkade 12
Amsterdam, 1017 2R Netherlands
T   20 624 4014
F   20 420 7903
W   www.peperoni.net
E   peperoni_net@hotmail.com

NAME MODELS
Westermarkt 2
Amsterdam, 1016 DK Netherlands
T   20 638 12 17
F   20 638 51 43

Touché Models
Herengracht 138/140
Amsterdam, 1015 BW Netherlands
T   20 625 02 54
F   20 620 48 05

Ulla Models
Weteringschans 18
Amsterdam, 1017 SG Netherlands
T   20 626 36 76
F   20 620 01 91

● ● ● ● ● ● ● ● ● ● ● ● ● ● ● ● ●

Touche People
Bouriclusstraat 3
Arnheim, 6814 CS Netherlands
T   26 44 50 444
F   26 44 33 650

Creative Connections Models
Kleine Berg 47a
Eindhoven, 5611 JS Netherlands
T   40 2 96 03 50
F   40 2 44 54 82

CACHET
Stratumsedijk 23G
Eindhoven, 5611 NA Netherlands
T   40 211 6900
F   40 212 7009

Adinda's Model Agency
Kamp 13-74
Lelystad, 8225 GA Netherlands
T   320 232 213
F   320 232 213

Galucci International Model Agency
Wilhelminasingel 127
Maastricht, 6221 BJ Netherlands
T   43 325 7869
F   43 325 8032

B & T MODEL AGENCY MEPPEL
Biezenveld 54
Meppel, 7943 MD Netherlands
T   522 252 788
F   522 252 788

≫≫

Max Models
  Heemraadssingel 137
  Rotterdam, 3022 CO Netherlands
  T   10 478 1678
  F   10 478 2341

MODEL & TALENT AGENCIES, NEW ZEALAND (64)

AUCKLAND

62 MODELS & TALENT LTD
  St Johns Building, #1 Beresford St City,
  P.O. Box 33662
  Auckland, New Zealand
  Contact: Sara Tetro, Managing Director
  or Michael Hooker, Manager
  T   9 377 6262
  F   9 376 3329
  W   www.62models.co.nz
  E   sara@62models.co.nz
  E   mikey@62models.co.nz

Clyne Management
  26 Airedale Street
  Auckland, New Zealand
  T   9 358 5100
  F   9 358 5300

JDW MODELS & TALENT LTD
  Level 4, 69 Beach Road, Parnell
  Auckland, 1 New Zealand
  Contact: Caty Harty, Director
  T   9 379 5474
  F   9 373 4072
  W   www.jdwmodels.com
  E   caty@jdwmodels.co.nz

Jet/Global Model & Talent Agency
  P.O. Box 68-746, Newton
  Auckland, New Zealand
  T   9 358 0318
  F   9 358 2108

NOVA LTD
  P.O. Box 326
  Auckland 1, New Zealand
  Contact: Caroline Barley
  T   9 309 9408
  F   9 309 8691
  W   www.nova-models.co.nz
  E   models@nova-models.co.nz

VANITY WALK MODEL & TALENT AGENCY
  2nd Floor, 6 Kingdon Street, Newmarket
  Auckland, New Zealand
  Contact: Lisa Williams
  T   9 918 3773
  F   9 918 3777
  E   info@vanitywalk.co.nz

CHRISTCHURCH

Clyne Management Inc Exposure Models
  160 Tuam Street
  Christchurch, New Zealand
  T   3 366 0509
  F   3 366 0511

PORTFOLIO MODELS & TALENT
  182 Oxford Terrace, P.O. Box 1133
  Christchurch, New Zealand
  Contact: Lyn Beazer
  T   3 379 9011
  F   3 379 6911
  W   www.modelsnz.co.nz
  E   portfolio@modelsnz.co.nz

RENAISSANCE MANAGEMENT LTD
  190 Hereford Street, Level 4,
  Kenton Chambers, Suite 408
  Christchurch, New Zealand
  Contact: Niki Mealings
  T   3 963 0718
  F   3 963 0719
  E   renmgmt@clear.net.nz

SPOTLIGHT MODEL & TALENT AGENCY
  P.O. Box 2961, Spotlight Plaza,
  359 Columbo Street
  Christchurch, New Zealand
  Contact: Jos Evans
  T   3 379 9979
  F   3 379 9913
  W   www.spotlightmodelsonline.com
  E   admin@spotlightmodelsonline.com

• • • • • • • • • • • • • • • • •

VANITY WALK MODEL & TALENT AGENCY
  27 St Andrew Street
  Dunedin, New Zealand
  Contact: Margaret Farry-Williams
  T   3 477 9609
  F   3 474 0552
  E   margaret@vanitywalk.co.nz

Double Happy
   25 Majoribanks Street, Mt Victoria, 1st Floor
   Wellington,   New Zealand
   T   4 385 8916
   F   4 801 5202

THE AGENCIE MANAGEMENT
   P.O. Box 6470, Marion Square,
   60 Ghuznee Str, Level 1
   Wellington,   New Zealand
   Contact: Adelle Kenny, Director
   T   4 384 4068
   F   4 385 2627
   W   www.theagencie.com
   E   enquiries@theagencie.com

MODEL & TALENT AGENCIES, NICARAGUA (505)

Silhuetas
   Rot. Ruben Dario Km. 3 1/2 Carretera a Masaya
   Managua,   Nicaragua
   T   278 2109
   F   278 2109

MODEL & TALENT AGENCIES, NORWAY (47)

BERGEN

BB2 Models
   Vestre Torggt. 22
   Bergen, N-5015 Norway
   T   55 32 75 50
   F   55 31 44 61

KRISTIJ MODELS INTERNATIONAL
   Østre Skostredet 5
   Bergen, 5017 Norway
   Contact: Anja Søvik, Manager/Owner
   T   55 32 13 28
   F   55 32 09 80
   W   www.kristij-models.no
   E   post@kristij-models.no

MODELLHUSET MODEL MANAGEMENT
   Vestre Torggate 13
   Bergen, 5015 Norway
   Contact: Charles
   T   55 94 49 50
   F   55 94 49 51
   W   www.modellhuset.no
   E   modell@modellhuset.no

PRESTIGE MODEL AGENCY
   Madlamarkv. 118
   Hafrsfjord-Stavanger, 4041 Norway
   Contact: Inger Løno, Director
   T   51 55 0391
   F   51 55 2515
   W   www.prestige.no
   E   inger@prestige.no

OSLO

Every Body Modell • CastingAgentur
   Kjelsasv, 51D
   Oslo, 0488 Norway
   T   22 223 580
   F   22 710 401

Heartbreak Model Agency A/S
   Sommerrogt 13-15, pb 2307 Solli
   Oslo, 0201 Norway
   T   22 54 39 00
   F   22 54 39 01

MODE DE PARIS
   Bygdoy alle 37
   Oslo, 0265 Norway
   Contact: Moussa El Hage, Owner
   T   2 256 1677
   F   2 255 1950
   W   www.mode-de-paris.com
   E   moussa@mode-de-paris.com

TEAM MODEL & STYLIST MANAGEMENT
   Baldersgate 18, P.O. Box 3159
   Oslo, 0208 Norway
   T   2 255 8850
   F   2 243 1554
   W   www.teammodels.no
   E   team@teammodels.no

• • • • • • • • • • • • • • • •

Elite Modellbyra A/S
   Stian Kristensensvei 16
   Rykkinn, 1348 Norway
   T   67 17 27 00
   F   67 17 27 10

MODEL & TALENT AGENCIES, PANAMA (507)

Bob Actions Modelos
   551446 Paitilla, Bikini Plaza, Calle 76, San Francisco
   Panama City, Panama
   T   226 5365
   F   226 6658

MODEL & TALENT AGENCIES, PHILIPPINES (63)

Image International
15 Abelardo Street, San Lorenzo Village
Makati City, 1223 Philippines
T   2 817 4753
F   2 817 4083

IDEAL PEOPLE MODEL MANAGEMENT
116 Legazpi Street, P&L Bldg, 4th Floor,
Legazpi Village
Makati City, Philippines
Contact: Jack B. De Mesa, President
T   2 840 2101
T   2 840 2097
F   2 894 4186
W   www.idealpeoplemodels.com
E   idealpeople@pacific.net.ph

John Robert Powers
195 Salcedo Street, Casmer Bldg, 4th Floor
Metro Manila, 3117 Philippines
T   2 892 9511
F   2 892 7657

MODEL & TALENT AGENCIES, POLAND (48)

Agency QB
Rodzinna 52/3
Klodzko, 57-300 Poland
T   60 773 6316
F   74 867 5728

RORES MODELS
P.O. Box 783
Krakow 1, 30960 Poland
Contact: Zygmunt Fura
T   12 421 6349
T   50 289 8930
F   12 421 6349
W   www.iolm.interla.pl
E   rores@bci.krakow.pl

Image Model Management
Ul Libelta 29
Poznan, 61-707 Poland
T   61 851 5483
F   61 855 3484

Long Street Models
ul. Dluga 8, apt. 10
Poznan, 61-850 Poland
T   61 853 5924
F   61 853 5924

WARSAW

EASTERN MODELS
Ul Smolna 34/1
Warsaw, 00375 Poland
T   22 827 8729
F   22 828 5075

Division Model Management
UL. Burakowska, 5/7
Warsaw, 01066 Poland
T   22 817 1347
F   22 817 1433

MANGO MODELS
Ul. Hotowki 3 App. 49
Warsaw, 00-749 Poland
T   60 225 9686
F   22 851 4672
W   www.mangomodels.pl
E   monika@mangomodels.pl

• • • • • • • • • • • • • • • • •

MYSKENA STUDIO
Ul. Norwida 19/4
Wroclaw, 50-374 Poland
T   71 328 3268
F   71 328 3268
W   www.myskena.z.pl
E   myskena@myskena.z.pl

MODEL & TALENT AGENCIES, PORTUGAL (351)

Central
Rua De Santa Catarina 34, 2nd Floor
Lisbon, 1200 Portugal
T   21 322 4430
F   21 347 1733

ELITE PORTUGAL
R São João de Nepomuceno, 32B
Lisbon, 1250-233 Portugal
Contact: Ana Borges
T   21 383 8670
F   21 386 0667
W   www.eliteportugal.onfashion.pt

MS Alves Lda
Avenue da Republica, 60-8°, Dto
Lisbon, 1000 Portugal
T   21 795 9360
F   21 795 9356

Taxi Models
Av Da Liberdade No 166-3°
Lisboa, 1250 Portugal
T   21 322 4122
F   21 322 4124

MODEL & TALENT AGENCIES, ROMANIA (40)

FACE2FACE MODELS
Bvd Corneliu Coposu Nr.35, Apt.3, District 3
Bucharest, 7000 Romania
Contact: Alexandra Coliban, General Manager
T   1 322 4151
F   1 322 4151
W   www.face2facemodel.com
E   agency@face2facemodel.com

INTERNATIONAL MODELING AGENCY
P.O. Box 27-21, COD 77-550
Bucharest, Romania
Contact: Liviu Miron, President
Representing very famous sport athletes,
entertainment artists models,
children & talent worldwide
T   1 413 2534 Tel / Fax Only
T   092 223 343 Mobile
W   www.domino.ima.kappa.ro
E   ima@mail.kappa.ro.

M.R.A MODELS AGENCY
49, Dionisie Lupu Street, 3rd Floor,
Suite 7, Sector 1,
Bucharest, Romania
Contact: Liviu Ionescu, Director
T   1 211 0595
T   1 211 2855
F   1 211 0595
W   www.mramodels.ro
E   office@mramodels.ro

MODEL & TALENT AGENCIES, RUSSIA (7)

MOSCOW

Beatrice Mass Modelnet
Zemljanoi Val str. 56, bld 3
Moscow, 109004 Russia
T   915 5825
F   915 5825

Gilar Models
Derbenevskaya ul., 16, Office 6
Moscow, 113114 Russia
T   095 959 7172
F   095 235 3270

MODUS VIVENDIS
Dm. Ulianova Str., 7a,
Moscow, 117063 Russia
Contact: Maria Sysoera, Manager
T   95 132 5201
T   95 132 7039
F   95 132 7011
W   www.modusvivendis.zu
E   modusvnf@mtu-net.zu

Red Stars
Sechenovsky Per. 2
Moscow, 119034 Russia
T   95 201 2852
F   95 201 2867

• • • • • • • • • • • • • • • • •

Eva Models Agency
Dachnyi Prospect, Blv 21/2
Saint Petersburg,   Russia
T   812 255 6762
F   812 255 6762

O.M.M. OXANA MODEL MANAGEMENT
119, Sovietskaja Str.
Tambov, 392000 Russia
T   75 247 2153
F   75 247 3694

Fast Models
17 Pushkinskaya Street
Vladivostok, 690091 Russia
T   42 3243 0730
F   42 3243 0963

MODEL & TALENT AGENCIES, SCOTLAND (44)

THE MODEL TEAM SCOTLAND
180 Hope Street, 3rd Floor
Glasgow, G2 2UE Scotland
T   141 332 3951
F   141 332 1915

MODEL & TALENT AGENCIES, SINGAPORE (65)

MANNEQUIN STUDIO PTE LTD
No 49, Cantonment Road 01-00
Singapore, 089750 Singapore
Contact: Yvonne Tan / Seraphina Fong
T   224 8626
F   224 7163
W   www.mannequin.com.sg
E   mstudio@singnet.com.sg

John Robert Powers
391A Orchard Road, #12-01
Singapore, 238873 Singapore
T   668 6221
F   339 1676

MODEL & TALENT AGENCIES, SLOVAKIA (421)

AS Fashion Agency
Lazovna 31
Banska Bystrica, 974 01 Slovakia
T   48 415 1615
F   90 522 6685

BRATISLAVA

FORZA PRODUCTION HOUSE
Bajkalska 25/a
Bratislava 26, 82502 Slovakia
T   2 4341 5656
F   2 4341 5521
W   www.forza.sk
E   forza@isternet.sk

EXIT MODEL MANAGEMENT
Hlavne namestie 5, 5th Floor
Bratislava, 811 01 Slovak Republic
T   2 544 31 341
T   2 544 31 342
F   2 546 40 711
W   www.exitmm.sk
E   exitmm@exitmm.sk

LOOK MODEL MANAGEMENT
Michalska 2
Bratislava, 81101 Slovakia
T   2 544 32 567
F   2 544 32 567
W   www.link2look.com
E   lookbratislava@link2look.com

MODEL & TALENT AGENCIES, SLOVENIA (386)

MODEL GROUP
Dvorakova 6
Ljubljana, 1000 Slovenia
T   1 434 7540
F   1 433 2273

Adells Models
Metoda Mikvza 20
Ljubljana, 610000 Slovenia
T   1 534 7601
F   1 507 2654

MODEL & TALENT AGENCIES, SOUTH AFRICA (27)

CAPE TOWN

BASE MODEL AGENCY
The Foundry Courtyard,
Prestwich Street, Greenpoint
Cape Town, 8005 South Africa
Contact: Neal Vincent
T   21 418 2136
F   21 418 2135
W   www.portfoliopad.com
E   base@icon.co.za

BOSS MODELS • CAPE TOWN
2nd Floor, CPI House, 220 Loop Street
Cape Town, 8001 South Africa
Contact: Dyonne Rouch, Dir. Women's Division
T   21 424 0224
F   21 423 6967
E   capetown@bossmodel.co.za

Elite Model Management
The Studios, 112 Buitengracht Street, Suite 508
Cape Town, 8000 South Africa
T   21 422 0004
F   21 422 0007

E-MALE / WOMEN
Suite 324, Sovereign Quay, Somerset Road
Cape Town, 8001 South Africa
Contact: Sandi Winter
T   21 425 6200
F   21 425 2636
E   modelinfo@e-male.co.za

FUSION MODELS
15 Varneys Road, Greenpoint
Cape Town, 8051 South Africa
Contact: Carin / Fiona
T 21 439 0304
F 21 439 0303
E fusion@icon.co.za

HEADS MODEL AGENCY • CAPE TOWN
121 Victoria Junction,
Prestwich Street, Greenpoint
Cape Town, 8001 South Africa
Contact: Megan and Paula
T 21 418 0046
F 21 418 0068
W www.headsmodels.co.za
E paula@headsmodels.co.za

MAX MODELS
Unit 7, Heritage Square,
100 Shortmarket Street
Cape Town, 8001 South Africa
Contact: Lyn Maxwell
T 21 424 1110
F 21 424 1119
W www.maxmodels.co.za
E info@maxmodels.co.za

The Model Company
28 Wandel Street, Gardens
Cape Town, 8001 South Africa
T 21 462 2461
F 21 461 3869

Outlaws Model Agency
11 Wessels Road, Greenpoint
Cape Town, 8001 South Africa
T 21 439 3999
F 21 434 3130

PUBLIC IMAGE MODELS
The Penthouse, 6th Floor, 24 Burg Street
Cape Town, 8001 South Africa
Contact: Natalie Stevens, Owner
T 21 426 1412
T 21 423 1610
T 21 423 1416
F 21 426 1619
W www.publicimage.co.za
E natalie@publicimage.co.za

Screenface Model Management
120 Buitengracht Street
Cape Town, 8001 South Africa
T 21 423 4065
F 21 423 3643

TOPCO MODELS
120 Bree Street, De Oude Schuur Bldg
Cape Town, 8000 South Africa
Contact: Linsay Shuttleworth
T 21 423 7006
F 21 423 7599
W www.topcomodels.co
E topco@netactive.co.za

ZERO MODEL MANAGEMENT
12 Greenpoint Mews,
99 Main Road, Greenpoint
Cape Town, 8005 South Africa
Contact: Paul Upton
T 21 434 5744
F 21 434 3077
W www.zeromodels.com
E info@zeromodels.com

• • • • • • • • • • • • • • • • • •

Leigh Downing Model Agency
140B Florida Road, Morningside
Durban, South Africa
T 31 303 2980
F 31 312 0928

JOHANNESBURG

AMM Models
Rosebank Mews, 173 Oxford Road, Suite 308C
Johannesburg, 2195 South Africa
T 11 880 3377
F 11 880 3979

G3 MODEL AGENCY (PTY) LTD
1st Floor, Hazeldene Hall,
13 Junction Avenue, Parktown,
Johannesburg-Gauteng, 2193 South Africa
Contact: Carl Heunis
T 11 484 3317
F 11 484 3019
W www.g3models.co.za
E g3models@icon.co.za

GAPA MODEL AGENCY
Penthouse Suite 1, Thebe House,
166 Jan Smuts Avenue
Johannesburg, 2196 South Africa
T 11 788 4778
F 11 788 1023

≫

HEADS MODEL AGENCY • JOHANNESBURG
  2nd Floor, "The Mews" Rosebank
  Johannesburg, 2196 South Africa
  Contact: Monica / Massimo
  T   11 442 6020
  F   11 442 7306
  E   niven@icon.co.za

New Look Network
  131 Diedricks Street, Lin Meyer
  Johannesburg, 2190 South Africa
  T   11 435 4750

Supermodels
  Walbrooke House, 37 Glenhove Road, Melrose Estates
  Johannesburg, 2196 South Africa
  T   11 880 7520
  F   11 880 7511

TOPCO MODELS
  114 Jan Smuts Avenue, Rosebank
  Johannesburg, 2193 South Africa
  Contact: Patience Muzanenhamo
  T   11 880 8660
  F   11 880 1813
  W   www.topco.co.za
  E   personaltouch@pixie.co.za

MODEL & TALENT AGENCIES, SPAIN (34)

BARCELONA

BARBIZON • BARCELONA
  Aribau, 177, Ent. 1ª,
  Barcelona, 08036 Spain
  Contact: Peter Sole, President
  T   93 414 1317
  F   93 209 4032
  W   www.modelingschools.com/barcelona
  E   barbizonbcn@jazzfree.com

Catwalk BCN International
  C/Aribau, 177, Entlo 1a
  Barcelona, 08036 Spain
  T   93 414 1317
  F   93 209 4032

Elite Spain
  Rambla Catalunya 81
  Barcelona, 08008 Spain
  T   93 272 0909
  F   93 272 0908

FLEMING MODELS
  Calvet 30, Atico
  Barcelona, 08021 Spain
  Contact: Rachel and Joseph
  T   93 209 9902
  F   93 200 9256
  W   www.flemingmodels.com
  E   agency@flemingmodels.com

FRANCINA INTERNATIONAL MODELING AGENCY
  Ronda General Mitre170, ático 2
  Barcelona, 08006 Spain
  Contact: Francina Diaz, Director / President
  T   93 212 5626
  F   93 418 2959
  W   www.francinamodels.com
  E   francina@francinamodels.com
  E   bookers@francinamodels.com

Group
  Paseo De Gracia 67 Pral 1ª
  Barcelona, 08008 Spain
  T   93 488 2662
  F   93 488 0232

JMA MODEL AGENCY
  Calle Europa 8
  Barcelona, 08028 Spain
  T   93 490 9744
  F   93 490 9747
  W   www.modelos.net
  E   jma@modelos.net

LA AGENCIA MODEL MANAGEMENT
  449, Diagonal Avenue
  Barcelona, 08036 Spain
  Contact: Santiago Lopez-Guix
  T   93 444 3000
  F   93 444 3001
  W   www.laagenciabcn.com
  E   info@laagenciabcn.com

Natasha's Models
  Avenida Diagonal, 469 6°, 2a
  Barcelona, 08036 Spain
  T   93 405 3435
  F   93 439 5456

SALVADOR MODEL AGENCY
  Avda. Diagonal 403
  Barcelona, 08008 Spain
  Contact: Ana Mills, Women's Division
  Montse Gean, Men's Division
  T   93 416 00 06
  F   93 415 39 50
  E   salvama@teleline.es

TRAFFIC
Av. Diagonal, 423-425, 2° 1ª
Barcelona, 08036 Spain
Contact: Juan Carlos Tubilla
T   93 414 0268
F   93 414 6830
W   www.trafficmodels.com

• • • • • • • • • • • • • • • • •

This Way
Calle Padre Cueto 14-1° B, Las Palmas
Canary Islands, 35008 Spain
T   92 826 3955
F   92 827 4151

MADRID

Avenue
Génova 23, 1st Floor
Madrid, 28004 Spain
T   91 308 29 34
F   91 308 30 03

DELPHOSS / MEHGA MODELS
Sagasta 4, 2nd Floor
Madrid, 28004 Spain
T   91 521 73737
F   91 523 5590

Group
Alcalá 8730, 3rd Floor
Madrid, 28009 Spain
T   91 431 30 11
F   91 578 12 19

Hollywood
O'Donnell, 27, bajo dch
Madrid, 28009 Spain
T   91 576 11 11
F   91 576 75 50

ISASI AGENCY & SCHOOL MODELS
10 Encarnacion, Bajo Dcha
Madrid, 28013 Spain
T   91 541 60 07
F   91 541 90 43

MAGIC
Mone-Esquinnza 24-bajo dcha
Madrid, 28010 Spain
T   91 319 2300
F   91 310 4841

MAROE MANAGEMENT
C/Princesa, 31, 7°-3
Madrid, 28008 Spain
T   91 548 27 67
F   91 541 73 78
E   maroe@maroemanagement.com

Stars Model Agency
Plaza Espana 18, 4°-16
Madrid, 28008 Spain
T   91 541 9690
F   91 542 9657

Traffic
Monte Esquinza 24
Madrid, 28010 Spain
T   91 319 2300
F   91 310 4841

• • • • • • • • • • • • • • • • •

TARGET MODELS
Centro Comercial Plaza, Local, 13,
Nueva Andalucia
Marbella, 29600 Spain
Contact: Mike Brown, Managing Director
T   952 908 778
F   952 908 779
W   www.targetmodels.com
E   info@targetmodels.com

CATWALK MODELOS
C/Vinedo, 20 Bajos
Palma de Mallorca, 07014 Spain
T   971 450 977
F   971 282 763
W   www.catwalkmodelspain.com
E   agencia@catwalkmodelspain.com

Palm Studios
Carladés, n° 6, bajos
Palma de Mallorca-Baleares, 07012 Spain
T   971 714 726
F   971 718 896

MODEL & TALENT AGENCIES, SWEDEN (46)

Avenue Modeller
Östra Hamngatan 50, Box 53020
Göteborg, 40014 Sweden
T   31 774 1577
F   31 774 1575

≫≫

Vastvenska Modellgruppen
Sten Sturegatan 8
Göteborg, 41138 Sweden
T   31 811 904
F   31 811 066

Modellink
Östra Homngatan 52
Gothenburg, 41109 Sweden
T   31 131 533
F   31 131 534

STOCKHOLM

ATOM
Dobelnsgatan 35
Stockholm, 11358 Sweden
T   8 612 0880
F   8 612 0891
W   www.atom.se
E   info@atom.se

Face It
Grevgatan 22
Stockholm, 11453 Sweden
T   8 662 7296
F   8 662 7398

MIKAS STOCKHOLM AB
Bellmansgatan 10
Stockholm, 11820 Sweden
Contact: Mika Kjellberg
T   8 578 80000
F   8 641 2145
W   www.mikas.se
E   info@mikas.se

Stockholmgruppen Models
Mosebacke Torg 4
Stockholm, 11646 Sweden
T   8 644 8300
F   8 643 6390

UP! MODELS
Swedenborgsgatan 7
Stockholm, 11848 Sweden
T   8 462 9585
F   8 462 9588

MODEL & TALENT AGENCIES, SWITZERLAND (41)

Elite Model Management Switzerland
15 Rue des Arsenaux 1700
Fribourg, 1700 Switzerland
T   26 322 3280
F   26 222 4956

New Faces Model Agency
Via Massagno 5
Lugano, 6900 Switzerland
T   91 921 2655
F   91 921 2655

ZURICH

Charlotte Fischer
Markusstrasse 20
Zürich, CH 8006 Switzerland
T   1 363 1958
F   1 362 1786

MAD COMPANY PEOPLE, MODELS, ARTISTS & ACTORS AGENCY
Am Wasser 158
Zürich, 8049 Switzerland
T   1 342 4422
F   1 342 4440

Option Model AG
Stüssistr 83
Zürich, 8057 Switzerland
T   1 363 6020
F   1 363 7233

PMS PHOTO MODEL SERVICES
Albisstrasse 131
Zürich, 8038 Switzerland
T   1 481 0648
F   1 481 0652

Special
Seefeldstrasse 231
Zürich, 8008 Switzerland
T   1 422 3910
F   1 422 3948

TIME MODEL AGENCY
Spitalgasse 4
Zürich, 8001 Switzerland
T   1 265 3030
F   1 265 3039
W   www.time-model.com
E   info@time-model.com

NEW FACE
MODEL AGENCY
TAIPEI
14F-2, NO 230, SEC2, SHIN YI RD.
TAIPEI, TAIWAN R.O.C
Contact: Mr. Paul Chang
Tel: (886) 2 2394 4426
Fax: (886) 2 2341 5651
E-mail: newfaces@ms31.hinet.net
Representing: Men & Women

NEW FACE
MODEL AGENCY
HONG KONG
1F, NO 62, WELLINGTON ST.
CENTRAL, HONG KONG
Contact: Mr. Paul Chang
Tel: (852) 2536 9911
Fax: (852) 2526 6788
E-mail: newface@netvigator.com
Representing: Men & Women

QUEENS
MODEL AGENCY
9F-4, NO 230, SEC 2, SHIN YI RD.
TAIPEI, TAIWAN R.O.C
Contact: Mr. Paul Chang
Tel: (886) 2 2391 3557
Fax: (886) 2 2395 9408
E-mail: queenss@ms34.hinet.net
Representing: Female Models Only

FASHION
model management
11F-4, NO 230, SEC2, SHIN YI RD.
TAIPEI, TAIWAN.R.O.C
Contact: Mr. Paul Chang
Tel: (886) 2 2394 5258
Fax: (886) 2 2394 5227
E-mail: fashionn@ms25.hinet.net
Representing: Men & Women

MODEL & TALENT AGENCIES, TAIWAN (886)

CK International Model & Talent Agency
9F-1, 505 Kwang Fu South Road
Taipei, 110 Taiwan
T   2 8789 0720
F   2 8788 2112

FASHION MODEL MANAGEMENT
11F-4, No 230, Sec 2, Shin-Yi Road
Taipei, Taiwan ROC
Contact: Paul Chang
T   2 2394 5258
F   2 2394 5227
E   fashionn@ms25.hinet.net
***See Ad This Section.**

FMI • FACE MODELS INTERNATIONAL
4F, No 5, Lanes 45, Sec 2, Chung-Shan N Rd.
Taipei, Taiwan ROC
Contact: Emily Chang
T   2 2567 7002
F   2 2567 7004
E   fmi58888@ms18.hinet.net

Mode Models
Room 1, 7F, No. 16, Lane 216, Sec. 4,
Chung-Hsiao E. Rd
Taipei, Taiwan
T   2 8773 9230
F   2 2752 7587

Model Management
1/F, No. 11, Lane 26, Shao An Street
Taipei, Taiwan
T   2 2332 9767
F   2 2332 9309

NEW FACE MODEL AGENCY
14F-2, No 230, Sec 2, Shin-Yi Road
Taipei, Taiwan, ROC
Contact: Mr. Paul Chang
T   2 2394 4426
F   2 2341 5651
E   newfaces@ms31.hinet.net
***See Ad This Section.**

≫≫

PT MODELS
 4F, No 171, Sec 4, Pa-Teh Road
 Taipei, Taiwan, R.O.C
 Contact: Jill Sheu, Managing Director
 T   2 2762 7001
 F   2 2769 0039
 E   ptmodels@ms12.hinet.net

QUEENS MODEL AGENCY
 9F-4, No 230, Sec 2, Shin-Yi Road
 Taipei, Taiwan ROC
 Contact: Paul Chang
 T   2 2391 3557
 F   2 2395 9408
 E   queens@ms34.hinet.net
 ***See Ad This Section.**

Unique Premier Model Management
 2F, No. 98, Sec 1, Da An Road
 Taipei, Taiwan
 T   2 2773 4668
 F   2 2781 1006

V&L International Model Agency
 1F, Lane195, No 23, Chung-San N. Rd., Sec 6,
 Tien-Mou, Shihlin 111
 Taipei, Taiwan
 T   2838 7610
 F   2831 4094

MODEL & TALENT AGENCIES, THAILAND (66)

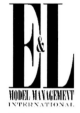

E&L MODEL MANAGEMENT
 Unico House Unit No. 12D/3,
 29/1 Soi Lang Suan Pleenchit Rd.,
 Lumpini, Patumwan
 Bangkok, 10330 Thailand
 Contact: Edward Kiti, President
 T   2 684 1155
 T   1 835 3087
 F   2 684 1155
 W   www.enl-models.com
 E   info@eni-model.com

P&N International Model Management
 514/59-60 Thongprasert, Pattanakarn Road,
 Suanluang Dist
 Bangkok, 10250 Thailand
 T   2 319 9251
 F   2 319 8232

John Robert Powers
 17/F Sitthivorakit Bldg, 5 Soi Pipat, Silom Road
 Bangkok, 10500 Thailand
 T   2 236 8160
 F   2 235 0130

MODEL & TALENT AGENCIES, TURKEY (90)

Metropolitan-DAME
 Fugen sokak, No 5
 Istanbul, 80620 Turkey
 T   212 327 3910
 F   212 327 3915

Top Models of the World
 Hasan-Bedrettin sok. 2/7 , Hamdi Bey Apt
 Istanbul, 81070 Turkey
 T   216 355 2119
 F   216 363 7136

TOREDI MODELS INTERNATIONAL
 Siraselviler Cad. Bakrac Sok. 17 Cihangir
 Istanbul, Turkey
 Contact: Shakir
 T   212 249 57 20
 F   212 292 26 08
 W   www.toredimodels.com
 E   toredi@europe.com

MODEL & TALENT AGENCIES, UKRAINE (380)

Prestige Podium Agency
 1, Sadovaya str.
 Nikolaev, 54055 Ukraine
 T   512 242 333

AMAZONKA MODELS UKRAINE
 Uspenskaya str. 47
 Odessa, 65001 Ukraine
 T   482 344 881
 F   482 344 881

MODEL & TALENT AGENCIES, URUGUAY (598)

VALENTINO BOOKINGS INTERNATIONAL
Colon 1476, Ap 502
Montevideo, CP 11000 Uruguay
T   2 915 1277
F   2 915 2867

MODEL & TALENT AGENCIES, VENEZUELA (58)

Bookings International Model Agency
Av Caurimare, Colinas de Bella Monte Qta 284
Caracas, 1042 Venezuela
T   2 751 2013
F   2 751 2446

MODEL & TALENT AGENCIES, WEST INDIES (686)

Crosswalk International Agency
P.O. Box 3521, La Romaine, San Fernando
Trinidad, West Indies
T   657 4559
F   658 2188

MODEL & TALENT AGENCIES, YUGOSLAVIA (381)

LOOK MODEL MANAGEMENT
Admirala Geprata 14/11
Belgrade, 11000 Yugoslavia
T   11 361 72 49
F   11 361 72 49
W   www.link2look.com
E   lookbelgrade@link2look.com

Notes

GENERAL INDEX

ADVERTISERS INDEX

Thank you to the following Advertisers: